훈남 오빠 몸짱 삼촌
팔굽혀펴기 식스팩

훈남 오빠 몸짱 삼촌
팔굽혀펴기 식스팩

엠파이어휘트니스 지음

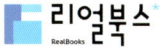

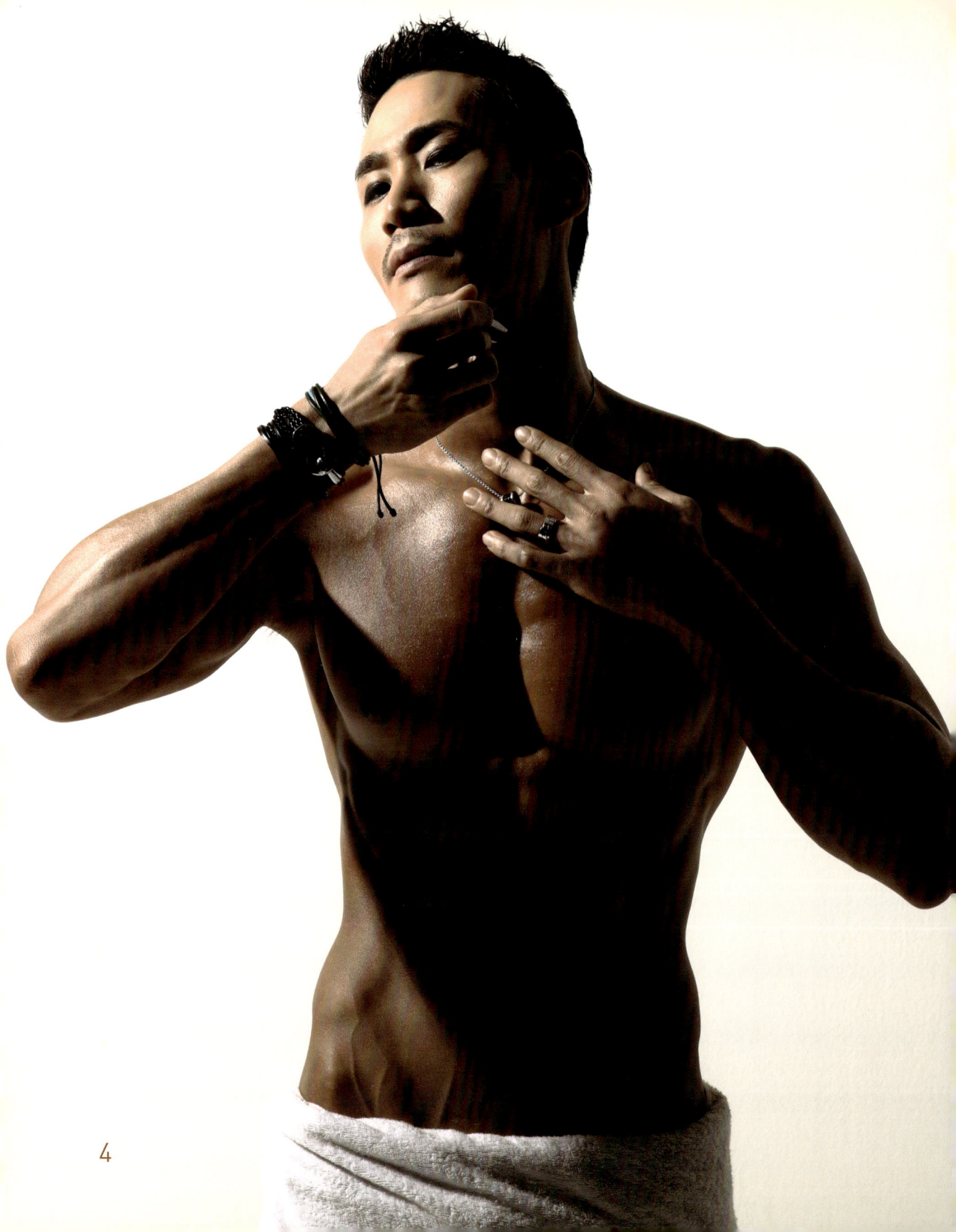

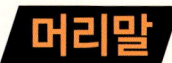

팔굽혀펴기는 돈과 시간, 공간에 얽매이지 않고
누구나 쉽게 언제 어디서든 할 수 있는 운동이다.
기구가 필요 없어 집과 사무실 그리고 틈나는 시간에 얼마든지 할 수 있다.

그러면서도 가슴근육, 어깨근육, 허리와 등근육

그리고 복근까지 모든 상체근육을 완벽하게 만드는 것이

팔굽혀펴기의 가장 큰 장점이다. 그래서 수많은 사람에게

가장 사랑받는 상체 운동인지도 모르겠다.

이 책《팔굽혀펴기 식스팩》을 통해 많은

사람이 탄탄한 가슴근육은 물론이고

완벽한 식스팩을 소유한 훈남 오빠, 몸짱 삼촌으로

거듭났으면 하고 바라본다.

팔굽혀펴기의 운동 효과는 우리가 생각하는 상상 이상이다.

지금 당장 시작해보자!

— 엠파이어휘트니스

차 례

머리말	5
엠파이어휘트니스 소개	9
모델 소개	10

PART 1 팔굽혀펴기 워밍업

SECTION 01 팔굽혀펴기(Push up) ····· 16
SECTION 02 상체근육의 종류 ····· 18
  01 가슴근육(흉근) ····· 19
  02 상완이두근(위팔두갈래근) ····· 20
  03 복근(배근육) ····· 21
  04 삼각근(어깨세모근) ····· 22
  05 광배근 ····· 22
  06 승모근 ····· 23

SECTION 03 팔굽혀펴기 효과 ····· 24
  01 가슴근육을 키워준다 ····· 25
  02 팔근육을 키워준다 ····· 25
  03 심장운동 및 생활 속 부상 예방 ····· 26
  04 어깨 부상을 막아준다 ····· 26
  05 다이어트에 효과적이다 ····· 27

SECTION 04 팔굽혀펴기 주의점 ····· 28
  01 허리 통증을 유발할 수 있다 ····· 29
  02 정확한 자세로 한다 ····· 30
  03 운동 전후 스트레칭을 한다 ····· 31
  04 본인의 체력에 맞게 한다 ····· 31
  05 정확한 호흡 방법으로 한다 ····· 32
  06 손목 부상을 조심한다 ····· 33

SECTION 05 팔굽혀펴기 전후 스트레칭 ····· 34
  01 목 스트레칭(Neck Stretching) ····· 36
  02 손목 스트레칭(Wrist Stretching) ····· 38
  03 어깨 스트레칭(Shoulder Stretching) ····· 40
  04 어깨 뒤쪽 스트레칭(Shoulder Stretching) ····· 42
  05 옆구리 스트레칭(Side Stretching) ····· 44
  06 벽 잡고 좌우 몸통 스트레칭(Body Stretching) ····· 46
  07 전후 몸통 스트레칭(Body Stretching) ····· 48

08 등 풀어주기(Back Stretching)	50
09 가슴과 어깨 스트레칭(Chest, Shoulder Stretching)	52
10 등과 가슴 스트레칭(Back, Chest Stretching)	54
11 무릎과 허리 스트레칭(Knee, Waist Stretching)	56
12 발목과 허벅지 스트레칭(Ankle, Thigh Stretching)	58

SECTION 06 팔굽혀펴기의 정석 — 60
- 01 준비자세 — 62
- 02 굽힘자세 — 64
- 03 펴는자세 — 66
- 04 꾸준히 그리고 매일한다 — 68

SECTION 07 초보자를 위한 팔굽혀펴기 자세 — 70
- 01 벽 잡고 팔굽혀펴기 — 72
- 02 테이블 짚고 팔굽혀펴기(Incline Push up) — 74
- 03 의자 짚고 팔굽혀펴기(Incline Push up) — 76
- 04 무릎 대고 팔굽혀펴기(Knee Push up) — 78

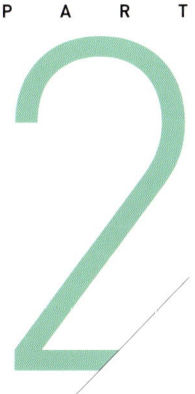

PART 2
근육을 키워주는 다양한 팔굽혀펴기

SECTION 01	팔굽혀펴기 사이드 점프(Push up Side Jump)	82
SECTION 02	주먹 쥐고 팔굽혀펴기	84
SECTION 03	손가락을 이용한 팔굽혀펴기	86
SECTION 04	어깨 넓게 팔굽혀펴기(Wide Stance Push up)	88
SECTION 05	어깨 좁게 팔굽혀펴기(Narrow Stance Push up)	90
SECTION 06	팔 좁게 팔굽혀펴기(Close-hand Push up)	92
SECTION 07	보수 볼 짚고 팔굽혀펴기	94
SECTION 08	작은 볼 짚고 팔굽혀펴기	96
SECTION 09	다리 올리고 팔굽혀펴기(Decline Push up)	98
SECTION 10	짐볼에 다리 올리고 팔굽혀펴기(Decline Push up)	100
SECTION 11	팔의 위치를 아래쪽에 위치시킨 팔굽혀펴기	102
SECTION 12	한 다리 팔굽혀펴기	104
SECTION 13	한 손으로 팔굽혀펴기	106
SECTION 14	손뼉 치며 팔굽혀펴기(Clap Push up)	108

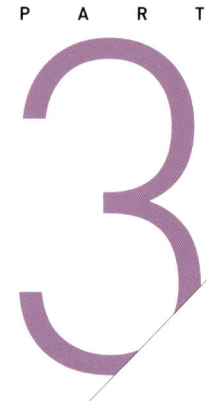

PART 3 내게 꼭 맞는 팔굽혀펴기 프로그램

SECTION 01	내게 맞는 팔굽혀펴기 개수 체크하기	112
	01 자신의 정확한 팔굽혀펴기 개수를 체크하라	113
	02 자신에게 맞는 팔굽혀펴기 프로그램 실행하기	113
SECTION 02	팔굽혀펴기 초보자 1단계(10개 이하)	114
SECTION 03	팔굽혀펴기 초보자 2단계(11개~20개)	116
SECTION 04	팔굽혀펴기 초보자 3단계(21개~30개)	118
SECTION 05	팔굽혀펴기 중급자 1단계(31개~40개)	120
SECTION 06	팔굽혀펴기 중급자 2단계(41개~50개)	122
SECTION 07	팔굽혀펴기 중급자 3단계(51개~60개)	124
SECTION 08	팔굽혀펴기 고급자 1단계(61개~70개)	126
SECTION 09	팔굽혀펴기 고급자 2단계(71개~80개)	128
SECTION 10	팔굽혀펴기 고급자 3단계(81개 이상)	130

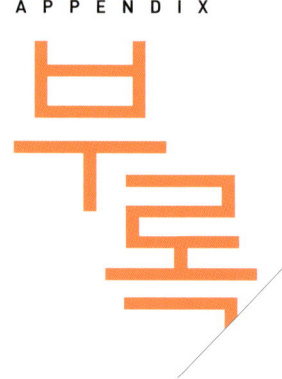

APPENDIX 부록 팔굽혀펴기 프로그램 실천 노트

APPENDIX 부록	팔굽혀펴기 초보자 1단계(10개 이하)	134
APPENDIX 부록	팔굽혀펴기 초보자 2단계(11개~20개)	136
APPENDIX 부록	팔굽혀펴기 초보자 3단계(21개~30개)	138
APPENDIX 부록	팔굽혀펴기 중급자 1단계(31개~40개)	140
APPENDIX 부록	팔굽혀펴기 중급자 2단계(41개~50개)	142
APPENDIX 부록	팔굽혀펴기 중급자 3단계(51개~60개)	144
APPENDIX 부록	팔굽혀펴기 고급자 1단계(61개~70개)	146
APPENDIX 부록	팔굽혀펴기 고급자 2단계(71개~80개)	148
APPENDIX 부록	팔굽혀펴기 고급자 3단계(81개 이상)	150

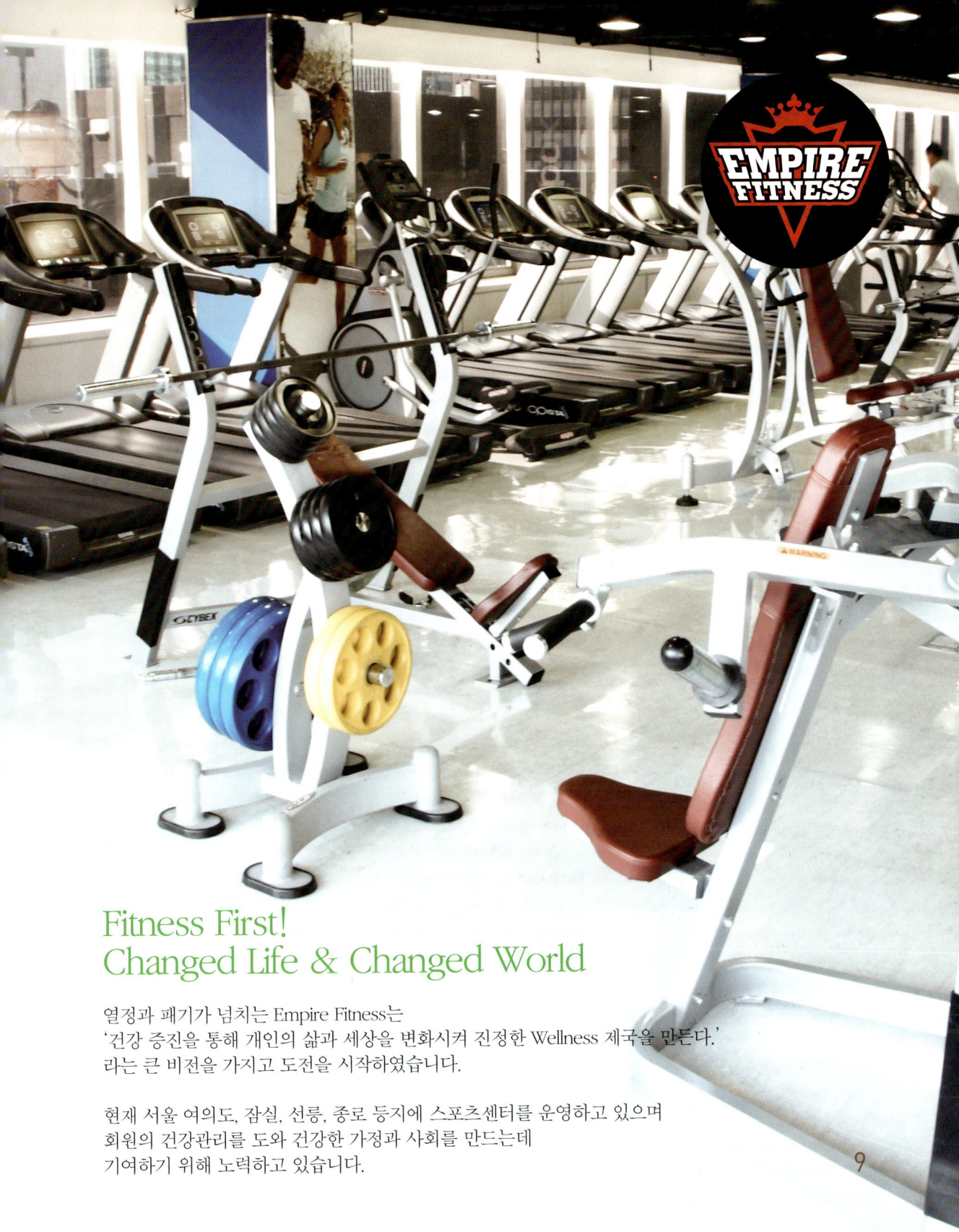

Fitness First!
Changed Life & Changed World

열정과 패기가 넘치는 Empire Fitness는
'건강 증진을 통해 개인의 삶과 세상을 변화시켜 진정한 Wellness 제국을 만든다.'
라는 큰 비전을 가지고 도전을 시작하였습니다.

현재 서울 여의도, 잠실, 선릉, 종로 등지에 스포츠센터를 운영하고 있으며
회원의 건강관리를 도와 건강한 가정과 사회를 만드는데
기여하기 위해 노력하고 있습니다.

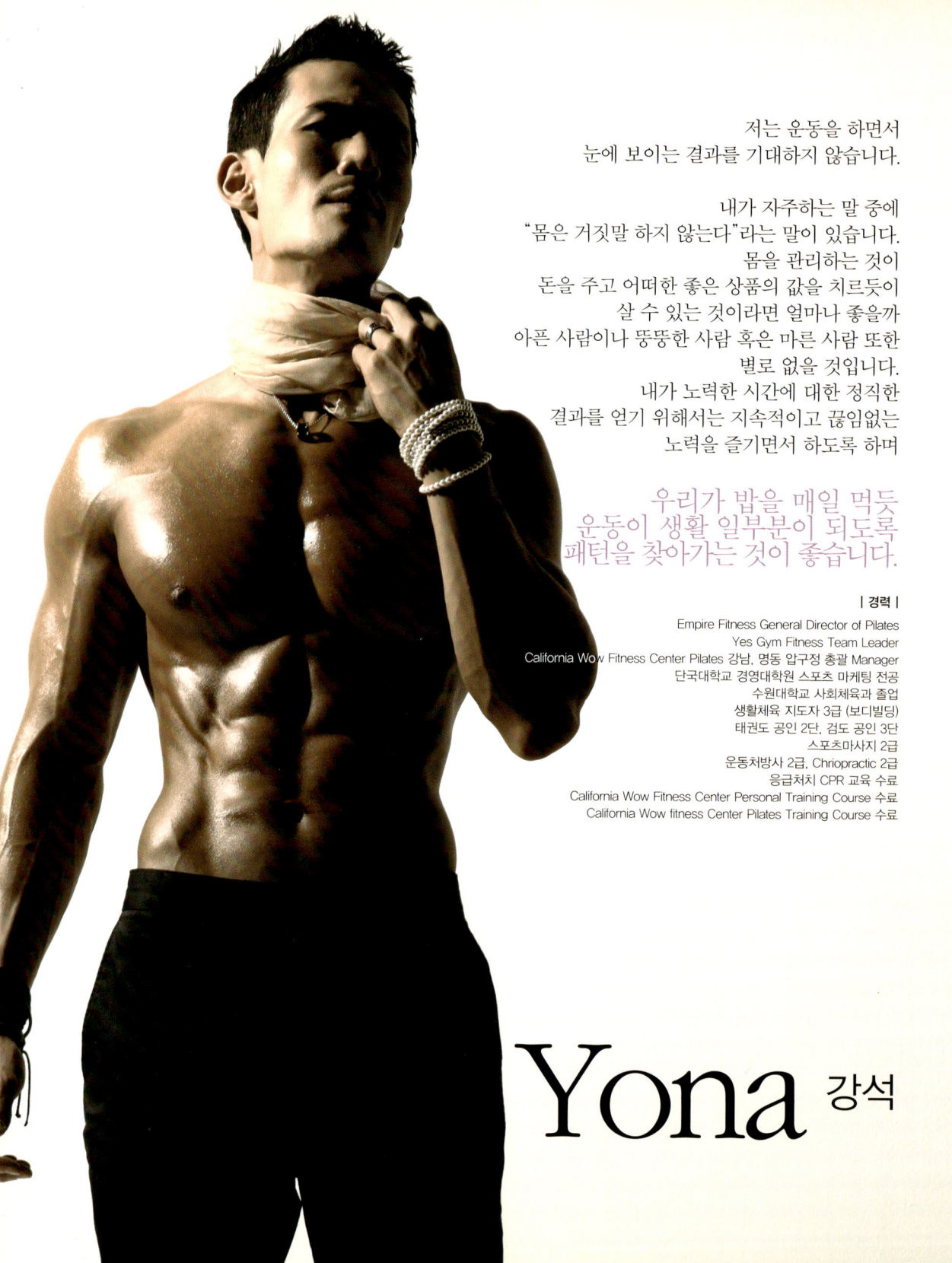

저는 운동을 하면서
눈에 보이는 결과를 기대하지 않습니다.

내가 자주하는 말 중에
"몸은 거짓말 하지 않는다"라는 말이 있습니다.
몸을 관리하는 것이
돈을 주고 어떠한 좋은 상품의 값을 치르듯이
살 수 있는 것이라면 얼마나 좋을까
아픈 사람이나 뚱뚱한 사람 혹은 마른 사람 또한
별로 없을 것입니다.
내가 노력한 시간에 대한 정직한
결과를 얻기 위해서는 지속적이고 끊임없는
노력을 즐기면서 하도록 하며

우리가 밥을 매일 먹듯
운동이 생활 일부분이 되도록
패턴을 찾아가는 것이 좋습니다.

| 경력 |

Empire Fitness General Director of Pilates
Yes Gym Fitness Team Leader
California Wow Fitness Center Pilates 강남, 명동 압구정 총괄 Manager
단국대학교 경영대학원 스포츠 마케팅 전공
수원대학교 사회체육과 졸업
생활체육 지도자 3급 (보디빌딩)
태권도 공인 2단, 검도 공인 3단
스포츠마사지 2급
운동처방사 2급, Chriopractic 2급
응급처치 CPR 교육 수료
California Wow Fitness Center Personal Training Course 수료
California Wow fitness Center Pilates Training Course 수료

Yona 강석

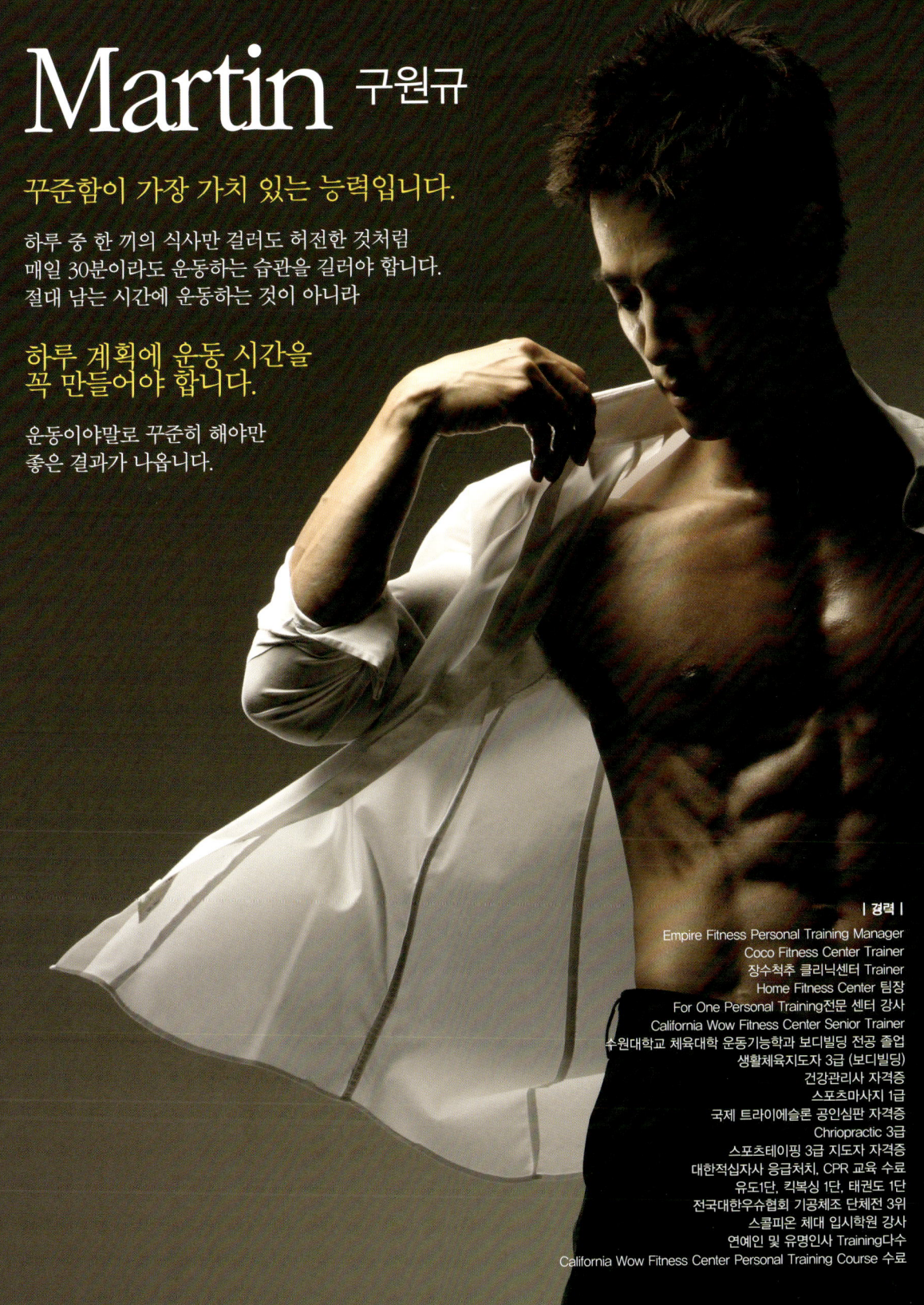

Martin 구원규

꾸준함이 가장 가치 있는 능력입니다.

하루 중 한 끼의 식사만 걸러도 허전한 것처럼
매일 30분이라도 운동하는 습관을 길러야 합니다.
절대 남는 시간에 운동하는 것이 아니라

**하루 계획에 운동 시간을
꼭 만들어야 합니다.**

운동이야말로 꾸준히 해야만
좋은 결과가 나옵니다.

| 경력 |

Empire Fitness Personal Training Manager
Coco Fitness Center Trainer
장수척추 클리닉센터 Trainer
Home Fitness Center 팀장
For One Personal Training전문 센터 강사
California Wow Fitness Center Senior Trainer
수원대학교 체육대학 운동기능학과 보디빌딩 전공 졸업
생활체육지도자 3급 (보디빌딩)
건강관리사 자격증
스포츠마사지 1급
국제 트라이애슬론 공인심판 자격증
Chriopractic 3급
스포츠테이핑 3급 지도자 자격증
대한적십자사 응급처치, CPR 교육 수료
유도1단, 킥복싱 1단, 태권도 1단
전국대한우슈협회 기공체조 단체전 3위
스콜피온 체대 입시학원 강사
연예인 및 유명인사 Training다수
California Wow Fitness Center Personal Training Course 수료

Natally 김진희

| 경력 |

Empire Fitness 잠실클럽 Pilates Senior Trainer
California Wow Fitness Center Pilates Trainer
삼성레포츠 Personal Trainer/GX강사
한양여자대학 사회체육과 졸업
대한에어로빅협회 에어로빅 지도자 자격증
생활체육 지도자 3급 (에어로빅)
게이트볼 심판 자격증
KAFA Fitness 지도자 자격증 1,2,3급
FISAF World Aerobics Championship 스포츠 에어로빅 입상
Yoga 지도자 자격증
한.일 친선 에어로빅 워크샵
04 World Fitness Workshop 참여 수료
California Wow Fitness Center Personal Training Course 수료
California Wow fitness Center Pilates Training Course 수료

인생은 자전거를 타는 것과 같습니다.
균형을 잡으려면 움직여야 합니다.
그래서 저는 운동에 빠져있습니다!

**노력과 땀은 우릴
배신하지 않는 것 같아요.
내가 노력한 만큼
자신에게 돌아오니까요.**

끝까지 포기하지 말고
자신과의 싸움에서 이기면
언젠가는 자신 있는 몸매를 만들 수 있습니다.

건강, 행복, 성공은 함께 이루어져야 한다고 생각합니다.
하지만 건강이 없다면 아무것도 없기 때문에
그 중 제일은 건강이겠지요?
내 몸의 구성 성분을 바꾸고 건강한 몸을 만드는 운동,

스트레스 없이 즐기며 운동하여
만족스러운 오늘을 만들고
나아가 만족스러운 삶을 살고 싶습니다.

| 경력 |

Empire Fitness 잠실클럽 Pilates Trainer
세계 벨리댄스 총 연맹 2급
JETA(jung dayeon s Exercise Trainer Association)자격 취득
서강정보대학 졸업
벨리댄서 라니아, 루치아, 디바, 할레 워크샵 수료
2007미스코리아 선발대회 축하공연
마카오 해외공연 3개월
가수 미나 컴백무대 백업댄서 활동
전)탑 벨리댄스 본사 수석 강사
전)노블 휘트니스 GX강사
제니무용강사
제 2회 서울특별시 연합회장 배 무용 경영대회 프로부 1위
제 3회 광주광역시 연합회장 배 프로부 1위

Lucy 허고니

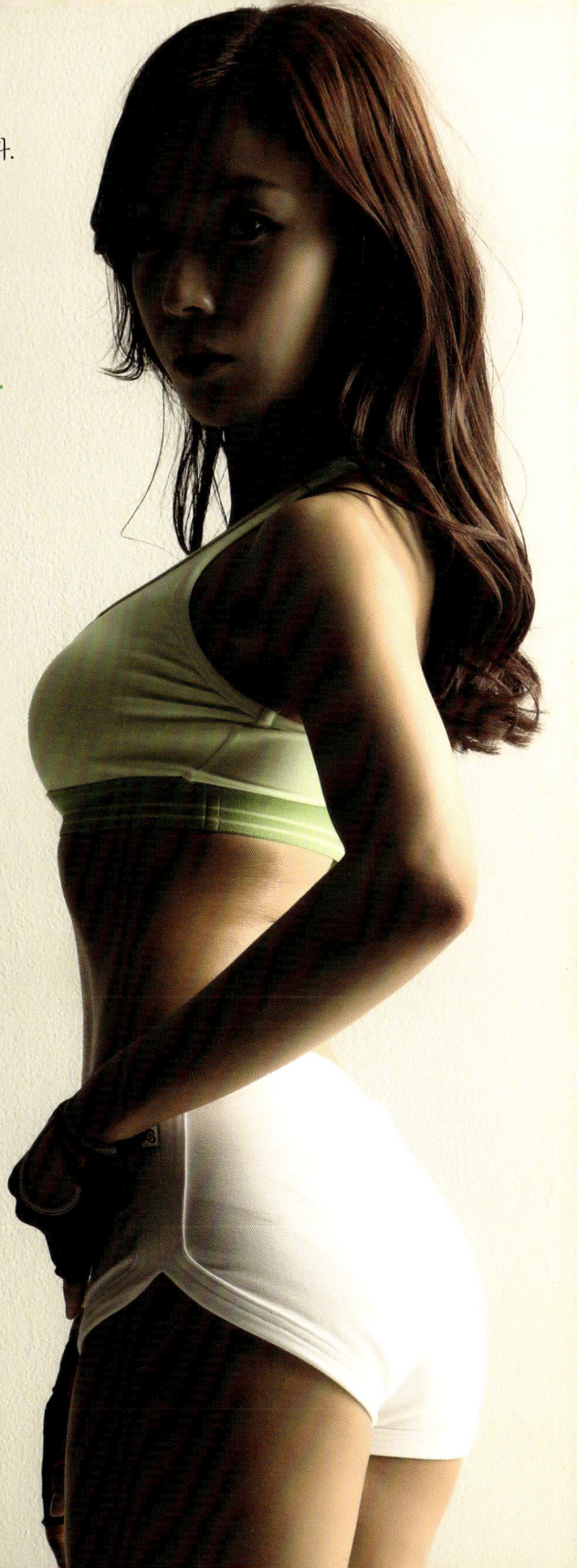

팔굽혀펴기 워밍업

몸을 건강히 만들고 싶지만, 경제적으로 시간상으로 여건이 쉽지 않은 사람이 집에서도 상체근육을 크게 만드는 방법이 팔굽혀펴기다. 팔굽혀펴기 효과는 대흉근, 삼각근, 삼두근, 어깨 승모근 등의 상체근육을 발달시켜주는 것인데 문제는 누구나 팔굽혀펴기를 하고 있지만 정확하게 하고 있는 사람은 많지 않다는 것이다.

팔굽혀펴기할 때 잘못된 자세로 하면 오히려 부상을 입거나 근육이 다칠 수 있다. 그래서 팔굽혀펴기는 정확한 자세로 자신에 몸 상태에 맞게 진행하는 것이 좋다.

PART 1

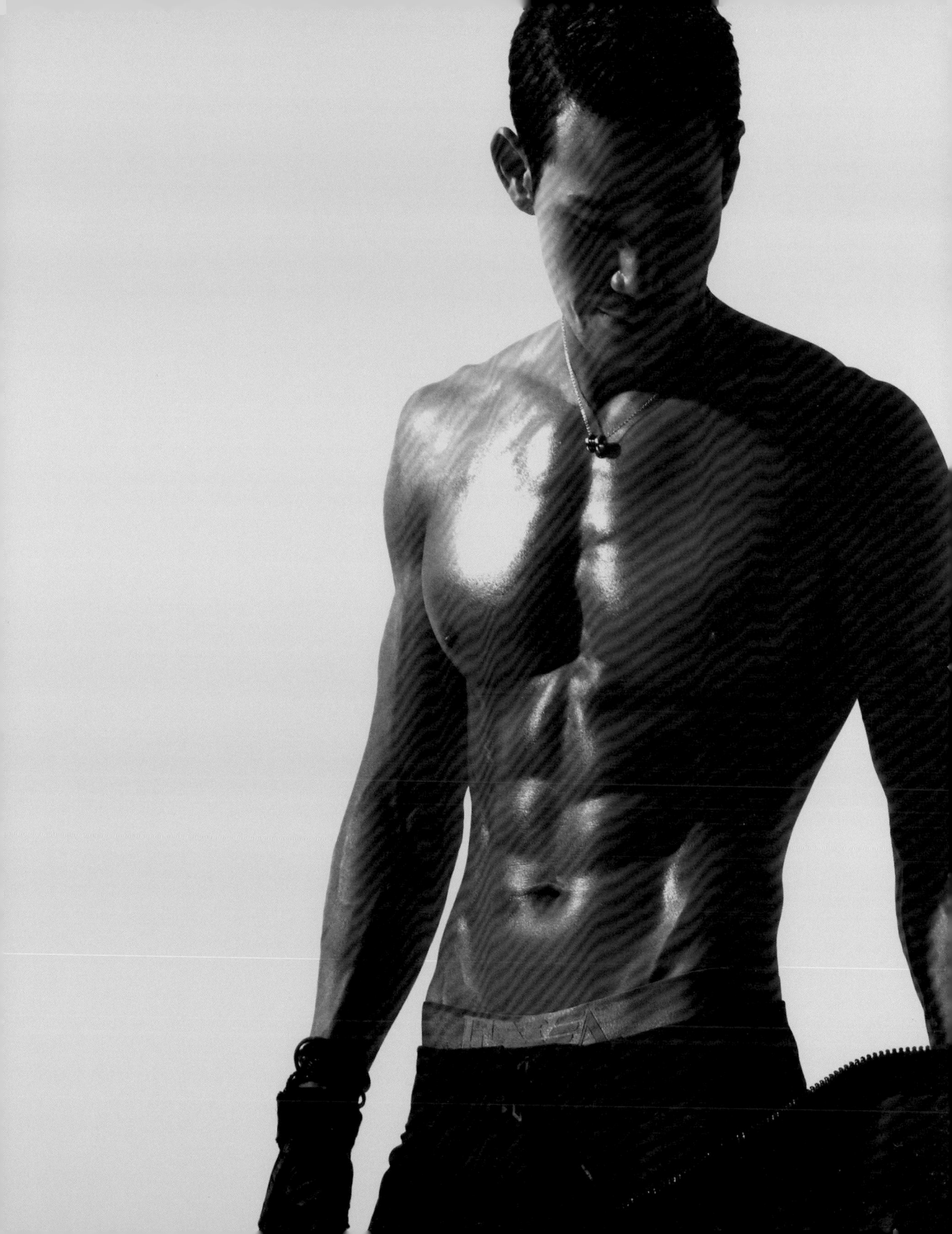

SECTION 01

팔굽혀펴기
(Push up)

건강을 위한 운동과 몸만들기가 누구에게나 필요한 시대가 되었다. 바쁜 일상과 직장, 음주문화, 외식문화 등 막상 먹는 음식을 조절하거나 운동할 시간을 내서 휘트니스 센터에 가기는 쉽지가 않다. 그런 면에서 누구에게나 친숙한 운동, 팔굽혀펴기는 특별한 도구 없이 몸과 체중을 지탱할 수 있는 바닥만 있으면 되므로 집에서 TV를 보거나 잠시 시간이 날 때 등 언제 어디서나 쉽게 시작할 수 있는 운동이다. 쉽게 할 수 있는 운동이라고 해서 운동 효과가 적다고 생각하는 경우가 있는데 실제 팔굽혀펴기의 운동효과는 우리가 생각하는 상상 이상이다.

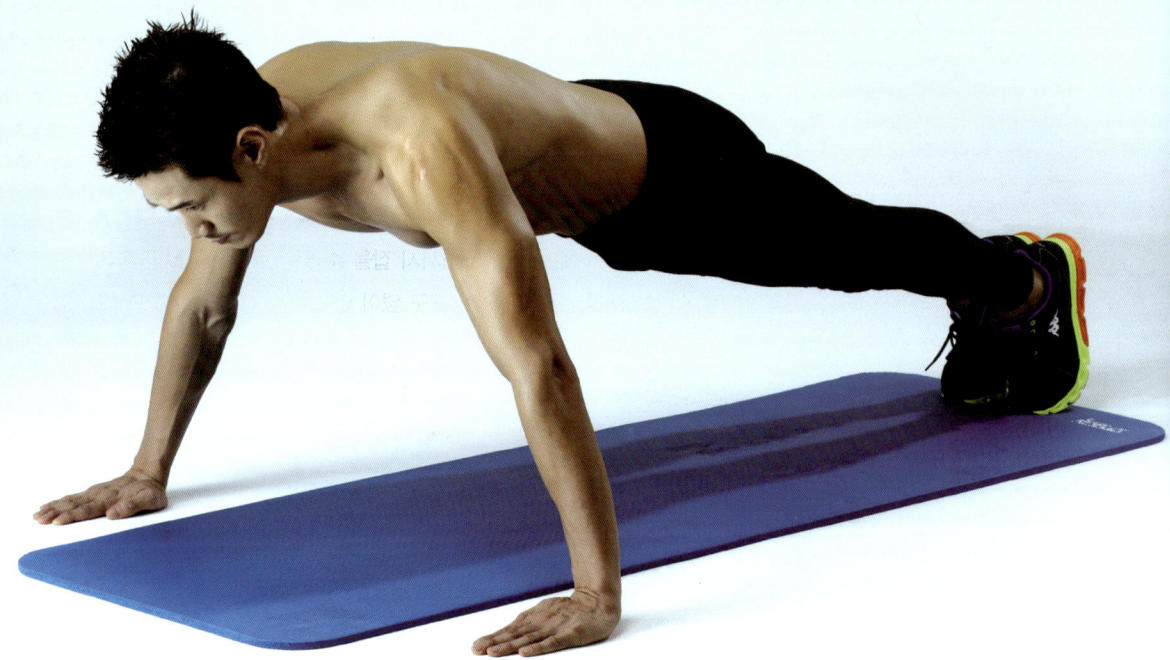

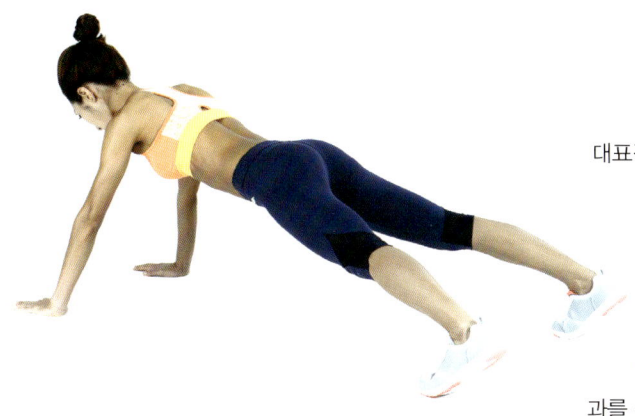

대표적으로 가슴을 단련시키는 운동법으로 휘트니스센터에서 하는 벤치프레스가 있는데 개인이 집에서 구비해 놓고 운동하기에는 무리가 있고 가슴과 삼두근, 전면삼각근을 단련시키는 데 국한된다. 반면 팔굽혀펴기는 기구가 필요 없으므로 집에서 운동하기에 좋을뿐더러 가슴, 어깨, 허리, 복근까지도 운동 효과를 볼 수 있다.

팔굽혀펴기는 체력검정에 이용될 만큼 상체의 근력을 가늠하는 운동이다. 또한, 초보자들이 가장 안전하고 효과적으로 상체를 단련할 수 있는 기초적인 운동으로 가슴에 처진 지방을 빼거나 없는 가슴을 탄력 있는 가슴으로 만들어 주고 팔근육을 키워주고 싶은 사람들에게 좋다. 또한, 근지구력을 향상해 대흉근이나 상완삼두근 전면 삼각근 발달에도 도움을 준다.

팔굽혀펴기를 순간적으로 많이 하게 되면 근육이 우락부락해 보이기 때문에 몸자랑 하기 전에 팔굽혀펴기를 하기도 하는데 그만큼 팔굽혀펴기의 효과는 놀랍다. 팔굽혀펴기는 간단하지만, 효과가 큰 운동인 만큼 매일 하루에 몇 개씩 정해두고 운동을 하거나 이 책에서 설명하는 대로 팔굽혀펴기 프로그램을 실행하면 상체가 탄탄해 보이는 남성미와 날씬하고 탄력 있는 여성미를 뽐낼 수 있을 것이다.

앞에서 살펴본 바와 같이 팔굽혀펴기는 상체와 하체는 물론 코어까지 잡을 수 있는 운동으로 팔굽혀펴기 하나만 제대로 해도 모든 상체 근육은 물론 전신을 발달시킬 수가 있으며, 도구 없이 언제 어디서나 할 수 있다 보니 많은 사람에게 가장 널리 알려지고 사랑받는 상체운동이다.

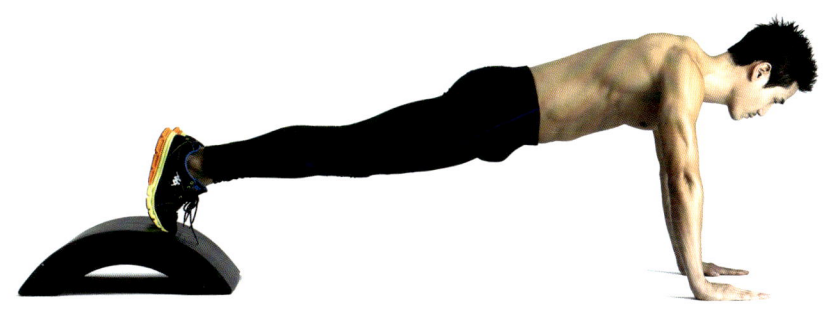

SECTION 02
상체근육의 **종류**

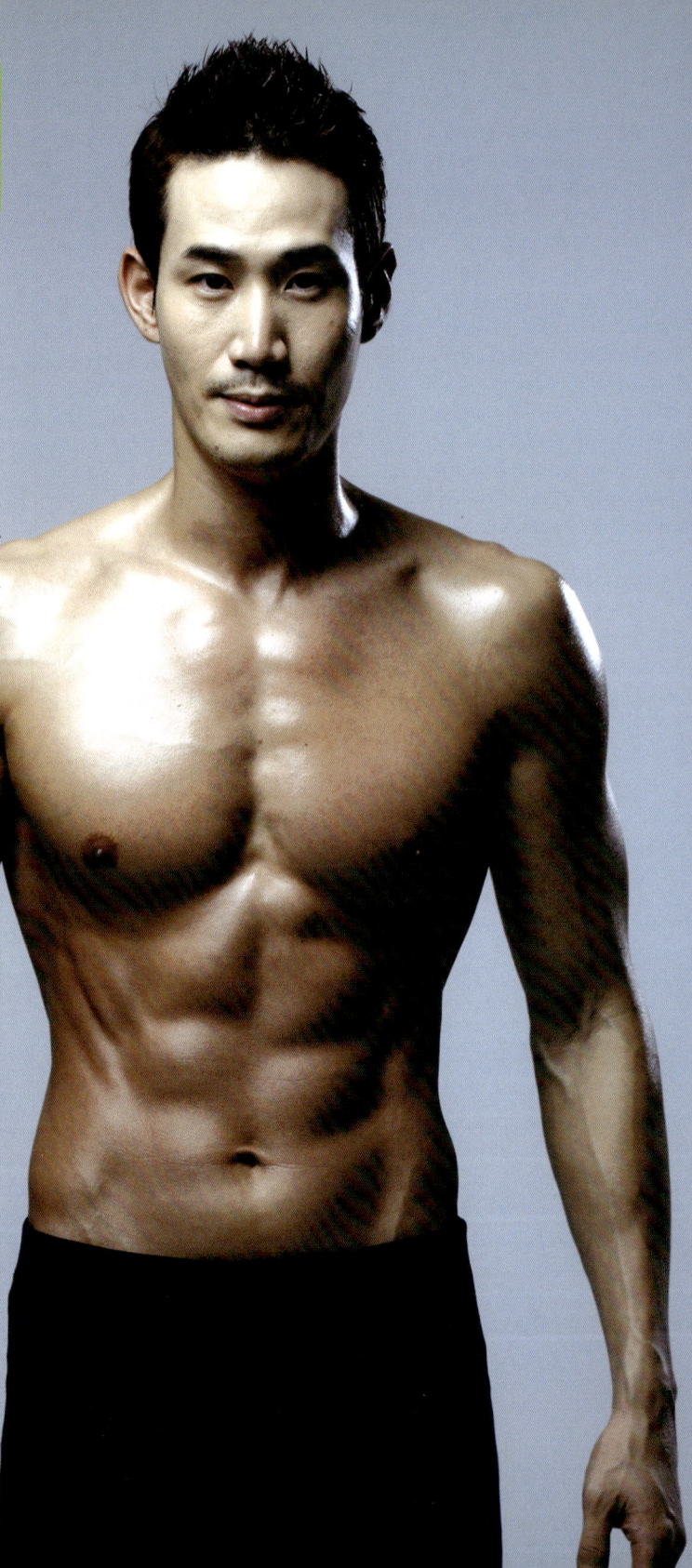

팔굽혀펴기의 강점은 바로 상체 근육의 증가이다. 가슴근육뿐만 아니라 복근, 어깨와 팔근육, 등근육 등 다양한 상체근육을 자극하고 키우는 데 팔굽혀펴기만 한 운동이 없다. 또한, 우리 몸에서 가장 안정성이 필요한 곳이 바로 등 아래쪽인데 등 아래 유연성과 통증 등에도 효과가 좋다.

상체 근육에는 크게 가슴근육(흉근), 상완이두근(팔두갈래근), 복근(배근육), 삼각근(어깨근육), 광배근, 승모근 등을 들 수 있다. 상체 근육의 종류를 눈여겨두고 자신이 단련하고자 하는 근육 부위에 맞는 팔굽혀펴기를 진행하면 된다.

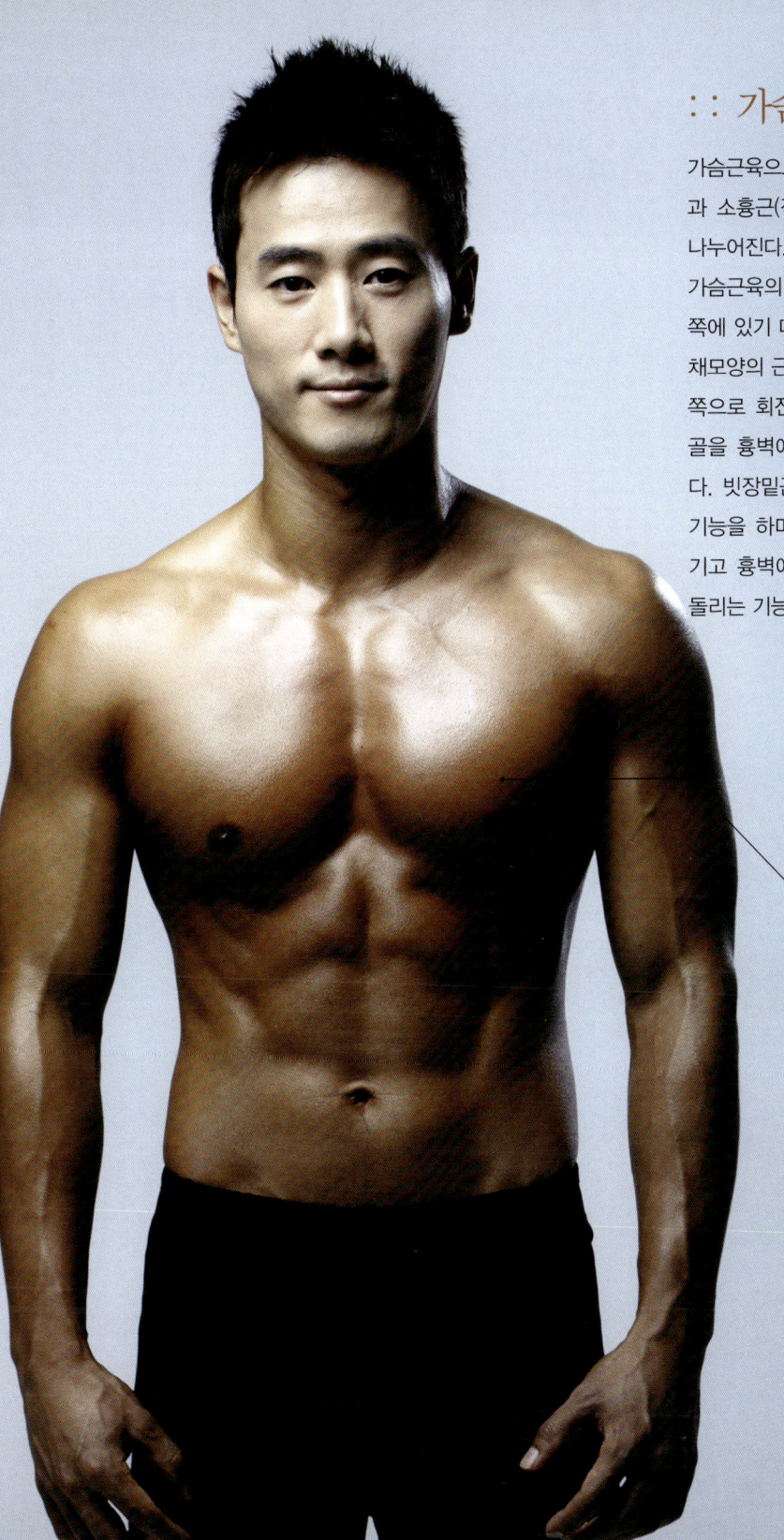

:: 가슴근육(흉근)

가슴근육으로 불리는 흉근에는 대흉근(큰가슴근)과 소흉근(작은가슴근), 빗장밑근, 앞톱니근으로 나누어진다. 대흉근은 손으로 직접 만질 수 있는 가슴근육의 바깥쪽 부분이고 소흉근은 대흉근 안쪽에 있기 때문에 보이지 않는다. 대흉근은 큰 부채모양의 근육으로 위팔을 벌리거나 위팔뼈를 안쪽으로 회전시키는 역할을 한다. 소흉근은 견갑골을 흉벽에 안정적으로 위치시키는 기능을 한다. 빗장밑근은 쇄골을 고정하고 아래로 누르는 기능을 하며, 앞톱니근은 견갑골을 앞쪽으로 당기고 흉벽에 고정해주는 역할을 하며 견갑골을 돌리는 기능을 한다.

대흉근(큰가슴근)

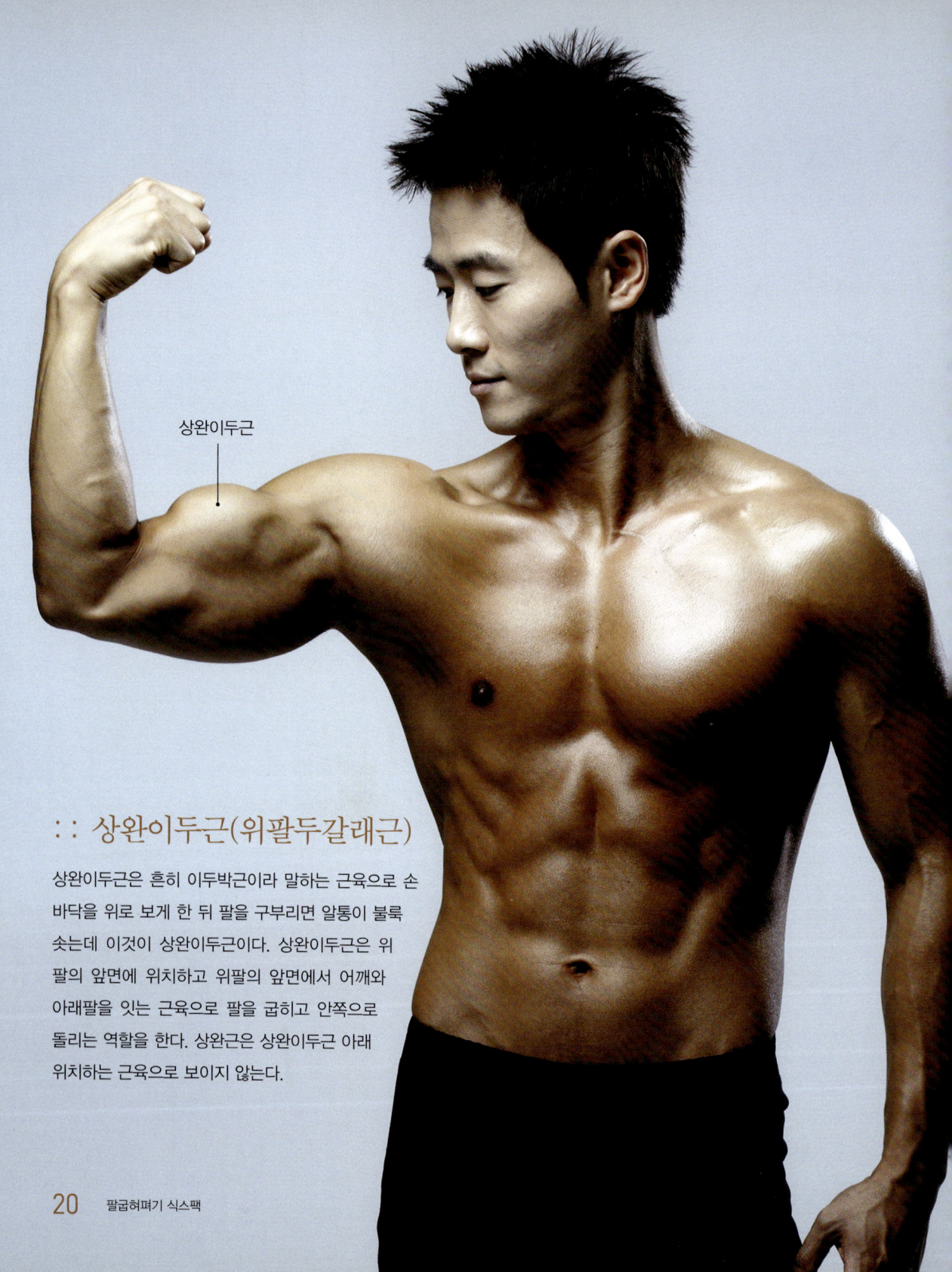

∷ 상완이두근(위팔두갈래근)

상완이두근은 흔히 이두박근이라 말하는 근육으로 손바닥을 위로 보게 한 뒤 팔을 구부리면 알통이 불룩 솟는데 이것이 상완이두근이다. 상완이두근은 위팔의 앞면에 위치하고 위팔의 앞면에서 어깨와 아래팔을 잇는 근육으로 팔을 굽히고 안쪽으로 돌리는 역할을 한다. 상완근은 상완이두근 아래 위치하는 근육으로 보이지 않는다.

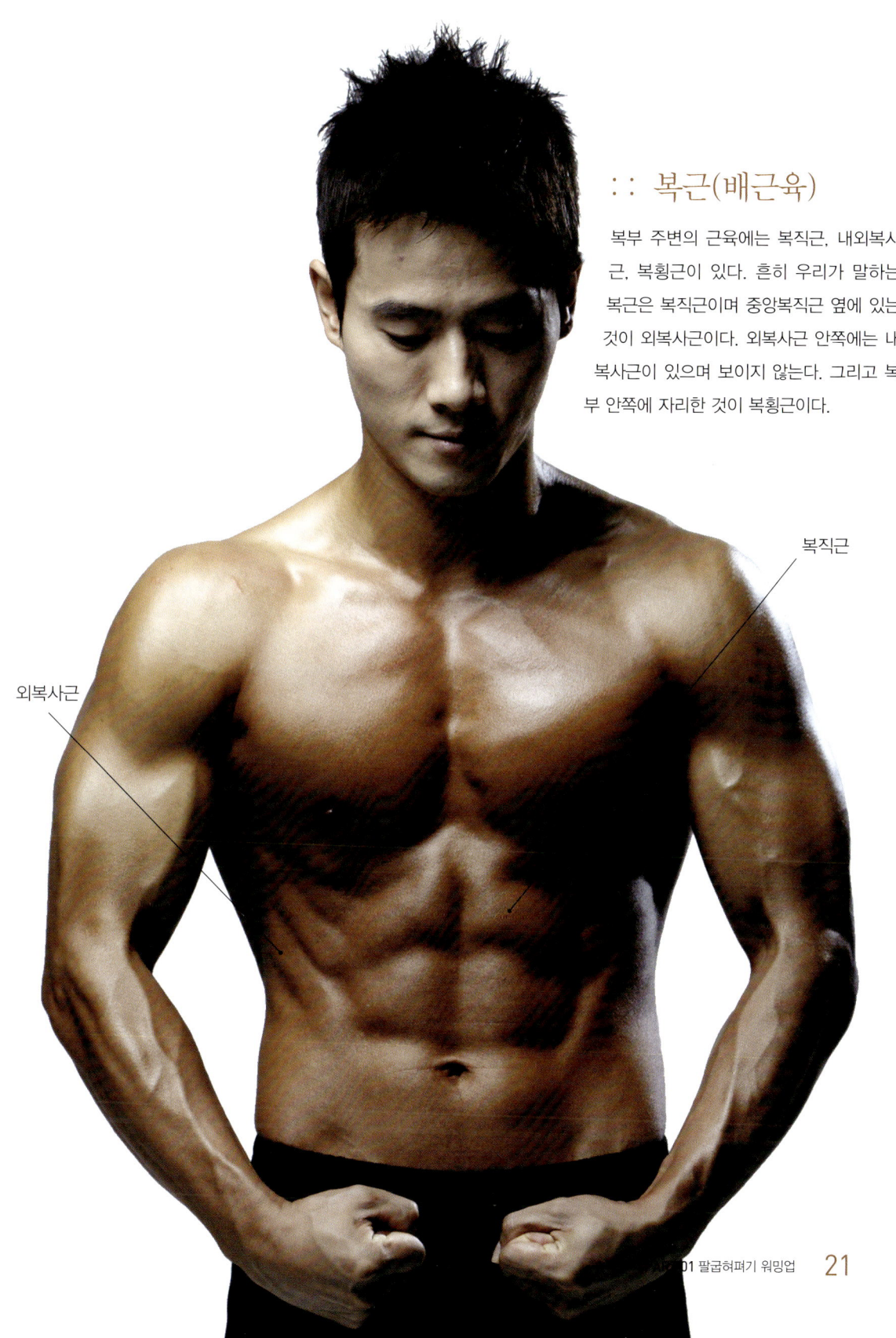

:: 복근(배근육)

복부 주변의 근육에는 복직근, 내외복사근, 복횡근이 있다. 흔히 우리가 말하는 복근은 복직근이며 중앙복직근 옆에 있는 것이 외복사근이다. 외복사근 안쪽에는 내복사근이 있으며 보이지 않는다. 그리고 복부 안쪽에 자리한 것이 복횡근이다.

- 복직근
- 외복사근

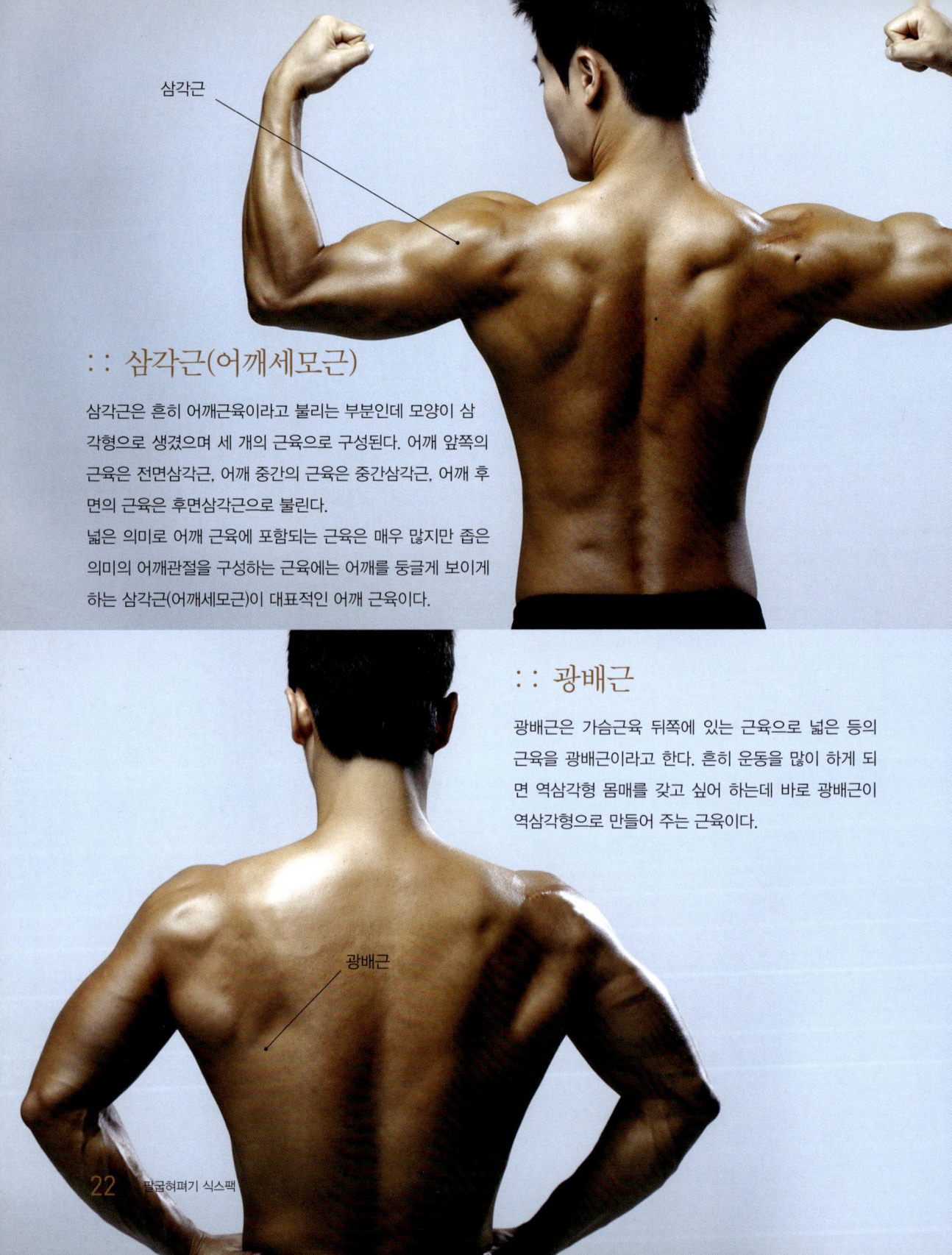

:: 삼각근(어깨세모근)

삼각근은 흔히 어깨근육이라고 불리는 부분인데 모양이 삼각형으로 생겼으며 세 개의 근육으로 구성된다. 어깨 앞쪽의 근육은 전면삼각근, 어깨 중간의 근육은 중간삼각근, 어깨 후면의 근육은 후면삼각근으로 불린다.

넓은 의미로 어깨 근육에 포함되는 근육은 매우 많지만 좁은 의미의 어깨관절을 구성하는 근육에는 어깨를 둥글게 보이게 하는 삼각근(어깨세모근)이 대표적인 어깨 근육이다.

:: 광배근

광배근은 가슴근육 뒤쪽에 있는 근육으로 넓은 등의 근육을 광배근이라고 한다. 흔히 운동을 많이 하게 되면 역삼각형 몸매를 갖고 싶어 하는데 바로 광배근이 역삼각형으로 만들어 주는 근육이다.

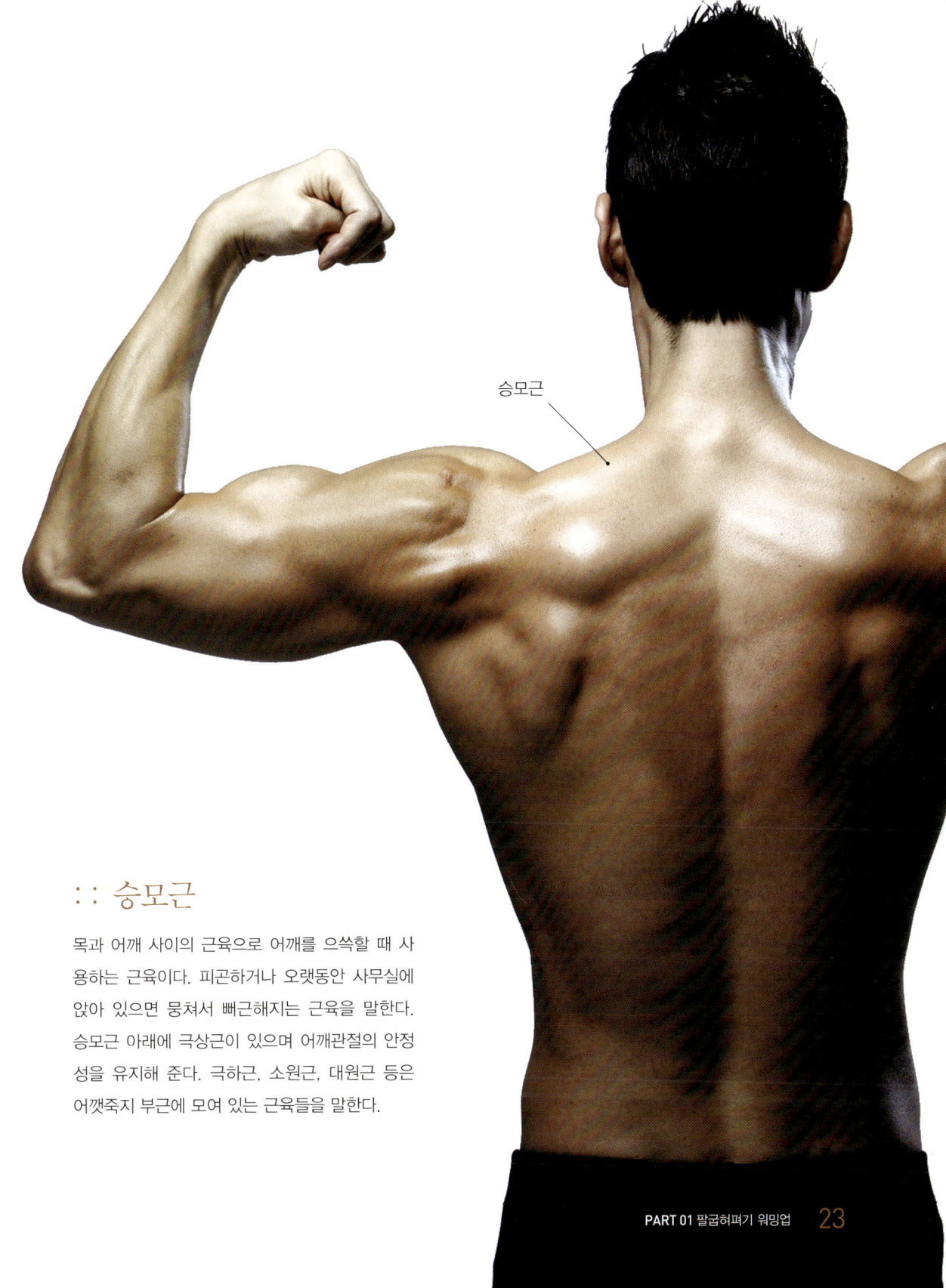

:: 승모근

목과 어깨 사이의 근육으로 어깨를 으쓱할 때 사용하는 근육이다. 피곤하거나 오랫동안 사무실에 앉아 있으면 뭉쳐서 뻐근해지는 근육을 말한다. 승모근 아래에 극상근이 있으며 어깨관절의 안정성을 유지해 준다. 극하근, 소원근, 대원근 등은 어깻죽지 부근에 모여 있는 근육들을 말한다.

SECTION 03
팔굽혀펴기 **효과**

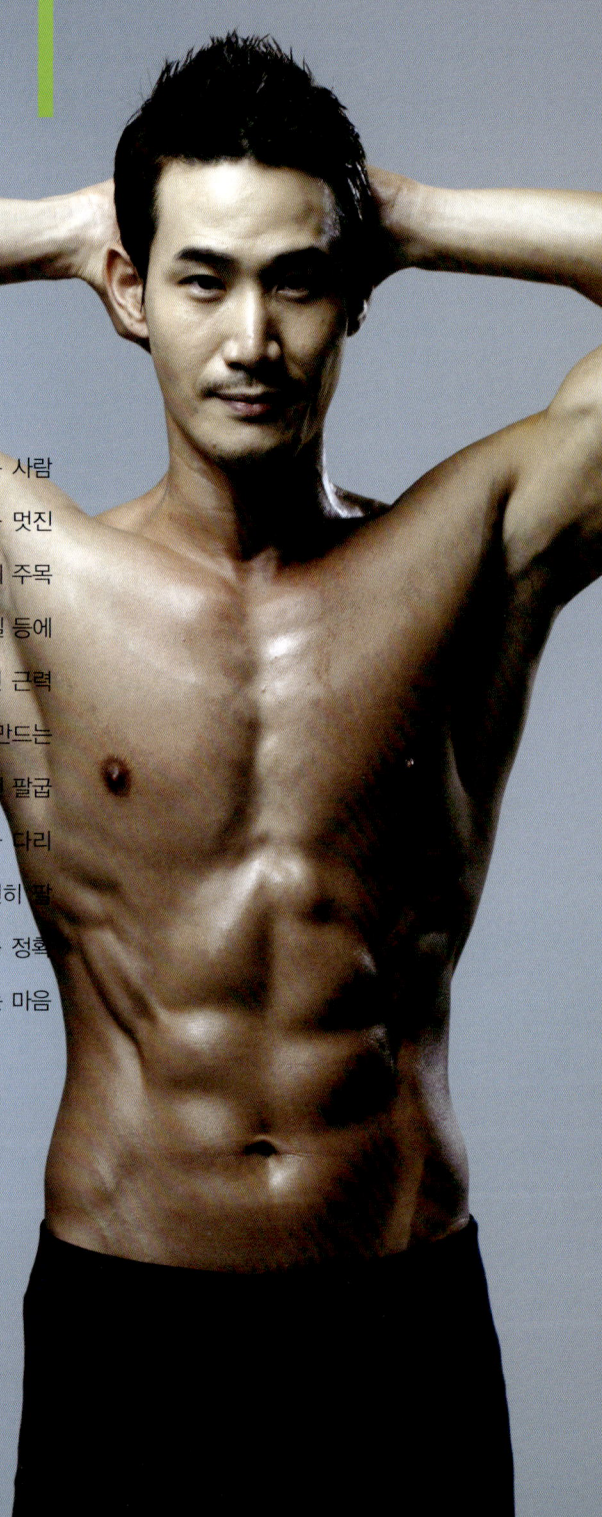

최근에는 평소에도 운동이나 다이어트를 하는 사람들이 많아졌다. 또한, 몸짱, 식스팩, 꿀벅지 등 멋진 근육과 바디라인을 만든 사람이 많은 사람에게 주목 받는 요즘이기도 하다. 여러 운동 중 집, 사무실 등에서 간단히 할 수 있는 팔굽혀펴기는 대표적인 근력운동 중 하나이다. 많은 사람이 자신의 몸을 만드는 데 있어 빠질 수 없이 중요한 것이 맨몸 운동인 팔굽혀펴기라고 말하고 있는데 팔굽혀펴기는 팔과 다리의 위치에 따라 전신운동이 되기도 한다. 막연히 팔굽혀펴기하는 것보다는 어떤 효과가 있는지를 정확히 알면 목표의식도 생기고 팔굽혀펴기를 하는 마음이 달라져 더 열심히 할 수 있을 것이다.

:: 가슴근육을 키워준다

팔굽혀펴기는 가슴근육을 키워준다. 가슴에 살만 있고 근육이 없는 경우가 많은데 그런 사람이 가슴운동 중에 가장 기본적인 운동인 팔굽혀펴기를 해준다면 대흉근을 발달시켜 가슴근육을 보기 좋게 만들어 줄 수 있다. 또한, 상완삼두근과 삼각근 발달에도 도움이 되어 상체를 단련할 수 있는 맨몸 운동이다.

:: 팔근육을 키워준다

팔굽혀펴기는 팔근육을 키워준다. 팔은 위팔과 아래팔로 나누어지는데 팔굽혀펴기는 그 중 위팔 뒤쪽에 있는 상완삼두근을 키워주는데 효과가 좋다. 또 어깨 부분에 있는 삼각근을 키우는데도 효과가 좋다.

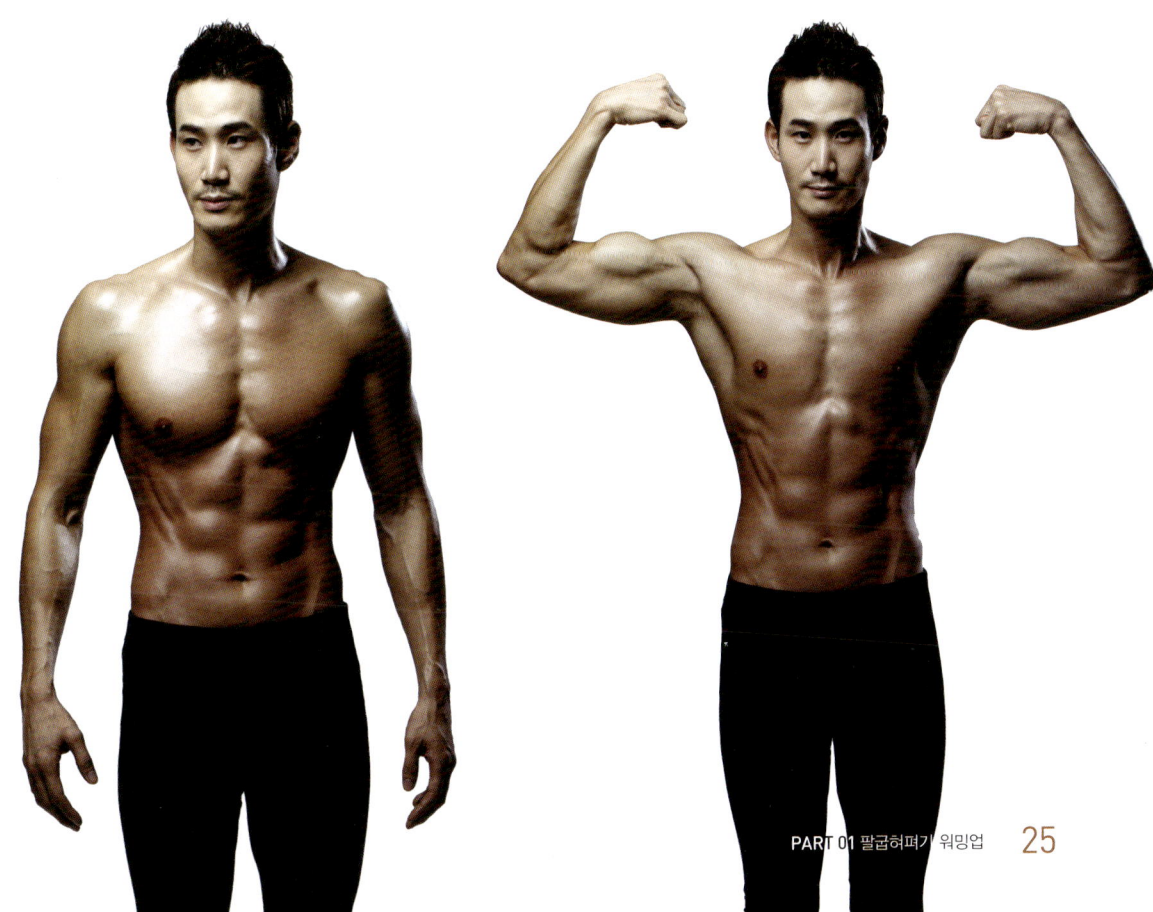

:: 심장운동 및 생활 속 부상 예방

점차 개수를 늘려가며 팔굽혀펴기를 하면 유산소운동을 하게 되고 효과적인 심장운동이 되기도 한다. 또한, 꾸준히 운동하게 되므로 뼈도 튼튼하게 만들어 준다. 이렇게 근육과 뼈를 튼튼히 해줌으로써 다른 운동이나 생활 속에서의 부상 위험도 낮추어 주는 효과가 있다.

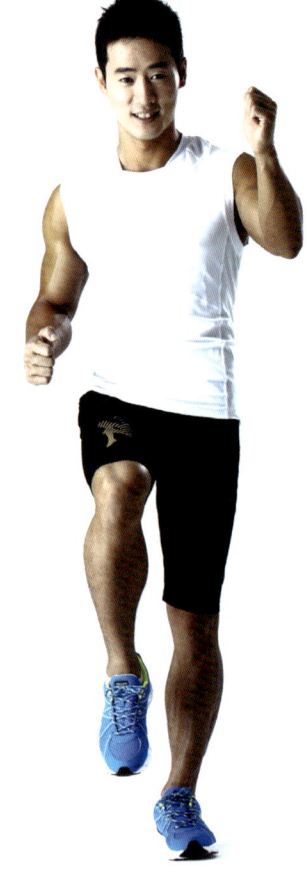

:: 어깨 부상을 막아준다

팔굽펴기는 어깨 부위의 골격을 형성하고 근육을 강하게 해 준다. 어깨는 연골로 되어 있는데 사람의 신체 중에서 가장 움직임이 많다. 따라서 탈골 위험이나 부상의 위험이 크므로 나이가 들어갈수록 오십견과 탈골 등 어깨 질병으로 고생하는 사람이 많다. 팔굽혀펴기하면 어깨 주위의 근력과 유연성을 강조해줘 어깨로 인한 질병의 감소 효과를 얻을 수 있다.

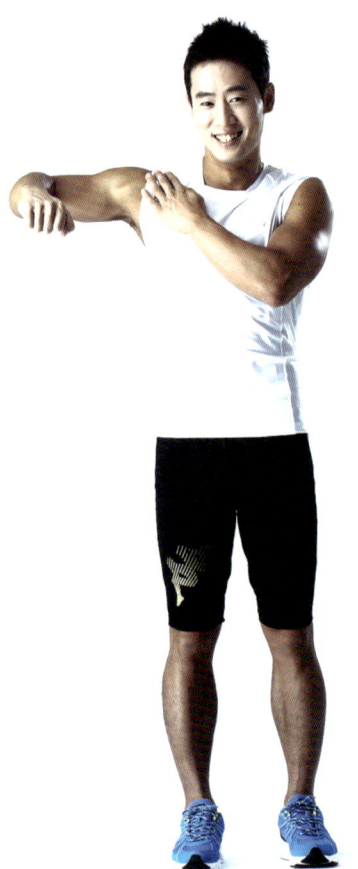

:: 다이어트에 효과적이다

팔굽혀펴기는 운동 효과뿐만이 아니라 정상적인 자세로 정확하게 팔굽혀펴기를 하면 칼로리를 소비해 다이어트 효과도 준다. 다만 팔굽혀펴기하다가 중간에 힘들다고 대강 하게 되면 칼로리를 제대로 소비할 수가 없다. 그렇기 때문에 힘이 들더라도 정자세로 천천히 완벽하게 해주는 것이 중요하다. 팔굽혀펴기는 개수보다는 얼마나 정확히 하느냐가 중요하다.

매일매일 팔굽혀펴기를 하는 사람과 처음 팔굽혀펴기를 하는 사람은 속도가 다르므로 칼로리가 소비되는 것도 다른데 5분 동안 팔굽혀펴기를 했을 때 소비되는 칼로리는 45칼로리가 소비된다.

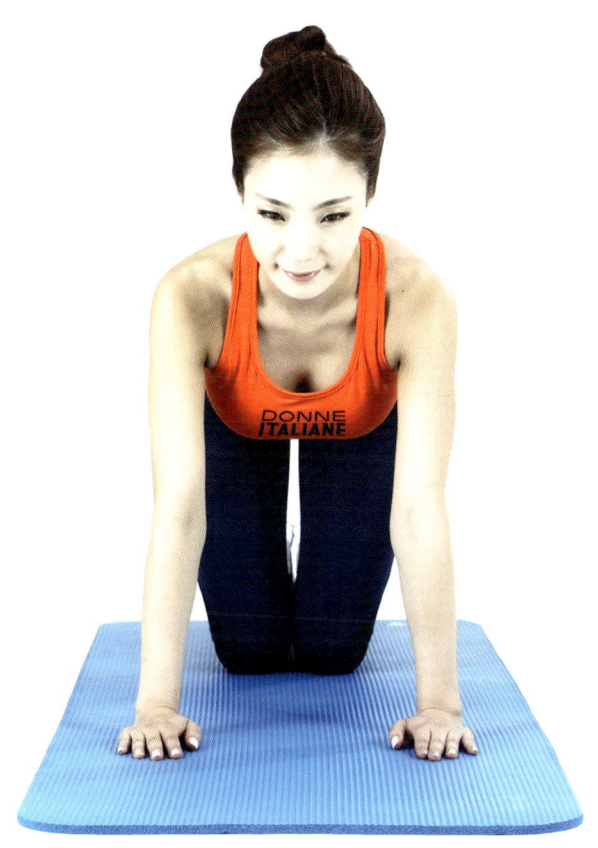

SECTION 04

팔굽혀펴기 주의점

팔굽혀펴기는 많은 사람이 평상시에 가장 많이 하는 상체 운동으로 상체는 물론 전신 운동으로 도구 없이 언제 어디서나 할 수 있다. 그래서 많은 사람이 가장 사랑하는 상체 운동이기도 하다. 쉽게 누구나 할 수 있는 운동이다 보니 전문가와 상의 없이 무작정 팔굽혀펴기를 하게 되는데 그러한 경우에 특정 사람에게는 문제가 될 수 있는 팔굽혀펴기 자세가 있을 수 있다. 그러므로 팔굽혀펴기 자세나 팔굽혀펴기 개수는 반드시 전문가와 상의하거나 자신의 몸에 무리가 가지 않는 범위 내에서 하는 것이 좋다.

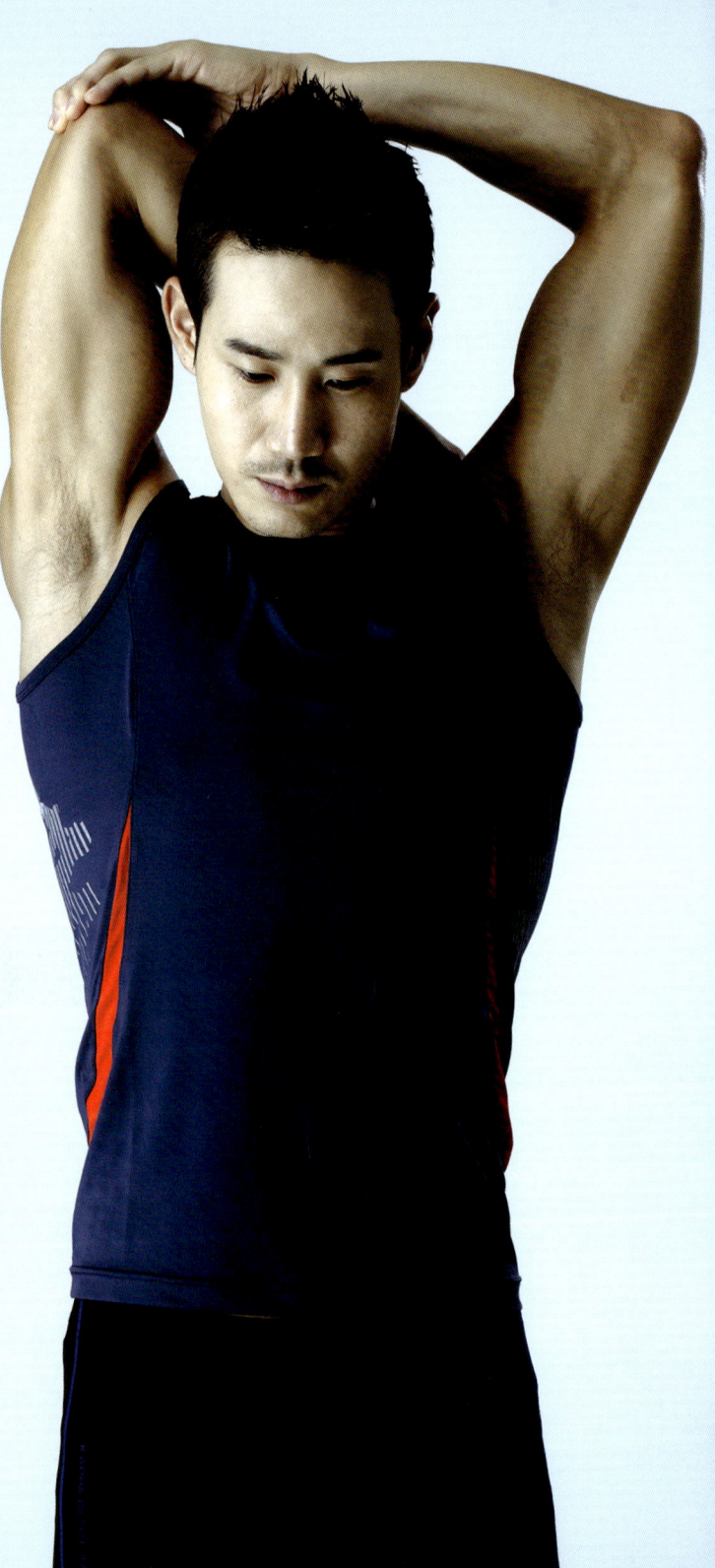

:: 허리 통증을 유발할 수 있다

팔굽혀펴기할 때 흔히 엉덩이가 몸의 수평보다 높게 들려서 운동하는 경우가 있는데 이러한 자세는 운동 중에 허리 통증 유발과 등에 담이 걸리는 문제가 생길 수 있다.

엉덩이가 들려지면 복부의 힘이 덜 들어가게 되어 허리의 부담이 늘어나게 된다. 또한, 복부와 엉덩이 근육이 약해진 현대인들은 잘못된 자세로 팔굽혀펴기를 지속할 경우 허리 부분의 척추가 배 쪽으로 휘어지는 척추 전만이 발생하게 되며 과도하게 휠 경우 요통이 발생할 수 있다.

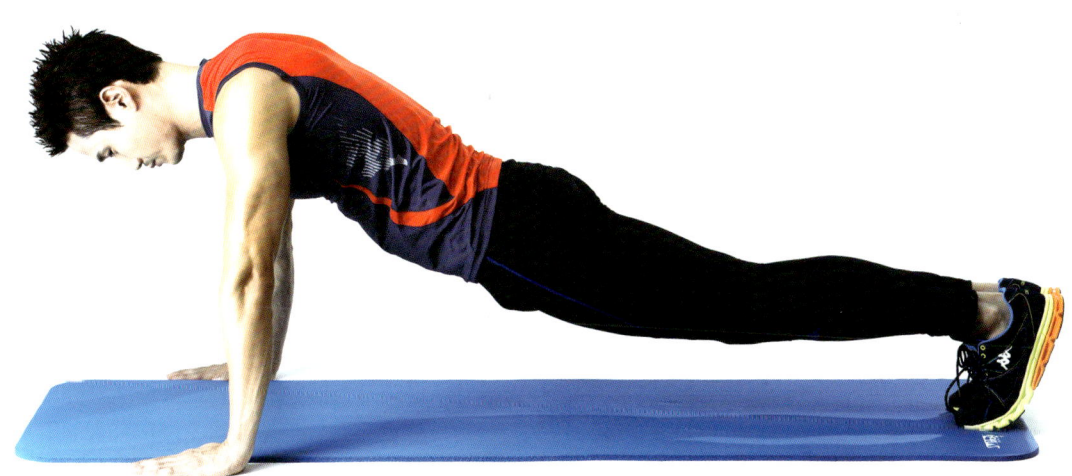

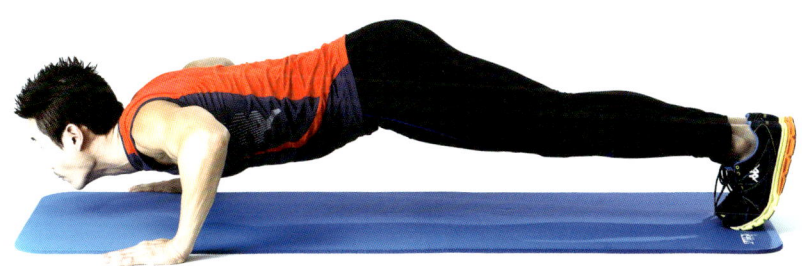

∷ 정확한 자세로 한다

팔을 굽히고 펼 때에 엉덩이가 올라오거나 허리가 내려가는 등 몸의 균형이 고르지 못한 경우에 팔굽혀펴기 효과는 좋지 못할 뿐만 아니라 부상의 우려도 있다. 정확한 자세로 팔굽혀펴기해야 부상을 막고 운동 효과를 높일 수 있다.

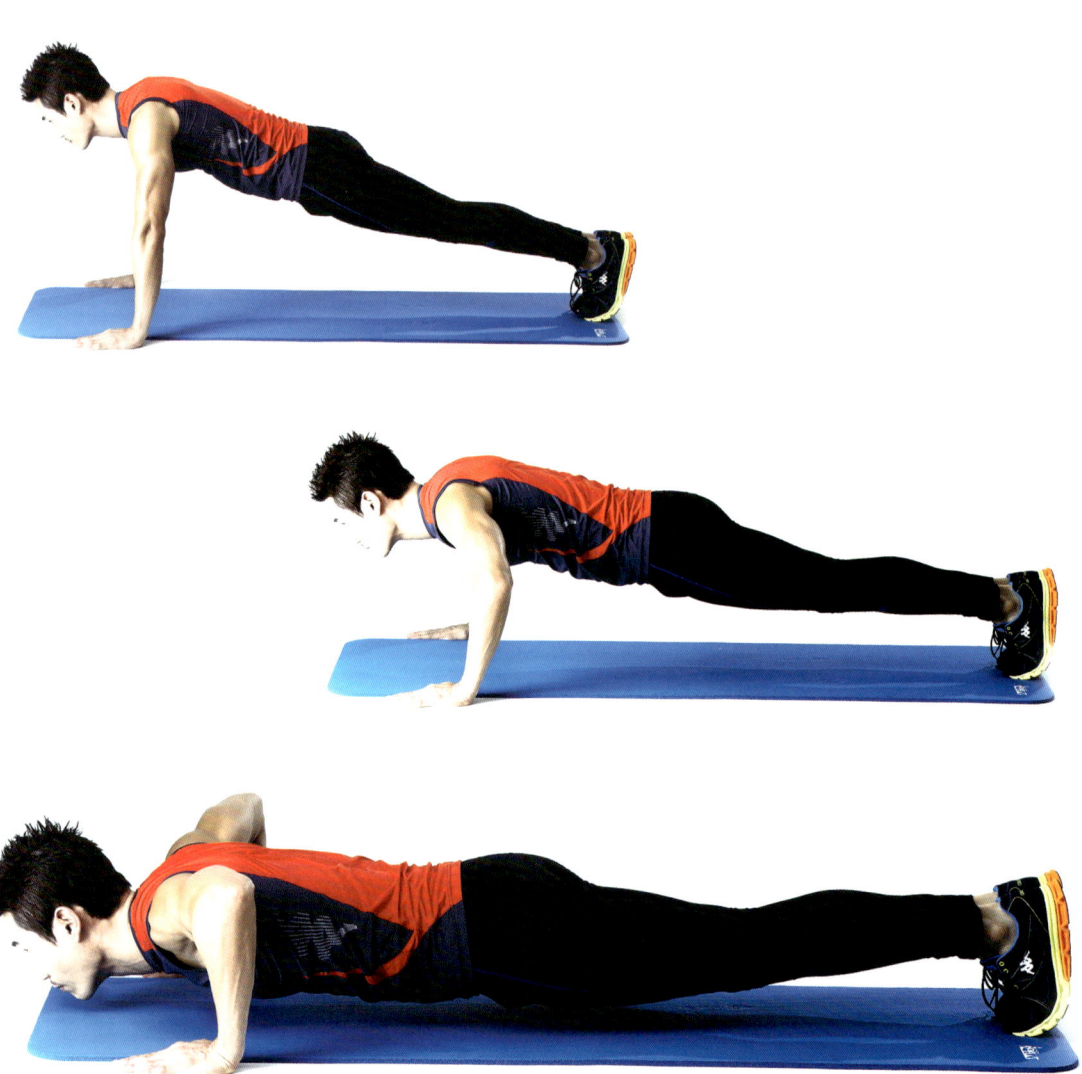

:: 운동 전후 스트레칭을 한다

팔굽혀펴기할 때 잘못하면 허리, 손목, 어깨, 등, 갈비뼈 등 몸에 이상을 일으킬 수 있다. 특히 손목이 삐끗하거나 꺾이는 경우가 발생할 수 있으니 팔굽혀펴기 자세 전에 미리 그리고 운동 후 몸의 긴장과 이완을 풀어 주는 스트레칭을 해주는 것이 좋다.

:: 본인의 체력에 맞게 한다

아무리 부작용이 적은 운동이라고 하더라도 처음부터 무리하게 운동하는 것은 좋지 않다. 다치지 않더라도 다음 날 운동을 못 하게 되면 안하는 것이 좋다. 일단은 조금씩 자세를 정확히 하며 개수를 늘려가는 것이 좋다. 우선 자신에게 맞는 세트 단계를 체크한 후 팔굽혀펴기 프로그램에 따라 진행하는 것이 좋다.

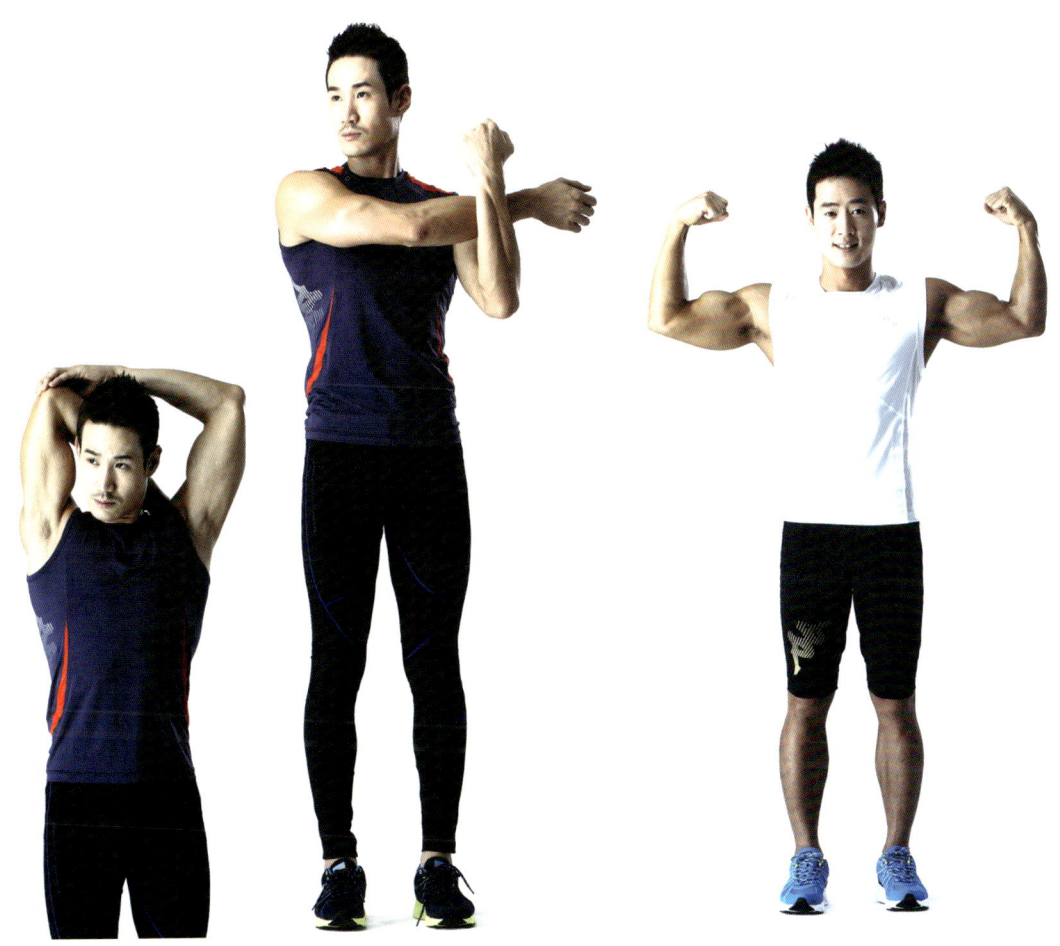

:: 정확한 호흡 방법으로 한다

호흡 방법을 무시하고 무작정 팔굽혀펴기를 하는 사람들이 있는데 잘못하면 가슴에 염증이 생길 수 있으며, 혈압에 무리가 올 수도 있다. 팔을 굽히며 몸을 바닥으로 내릴 때 숨을 내쉬고 팔을 펴며 몸을 들어 올릴 때 숨을 들이마신다. 팔굽혀펴기할 때 근육의 수축과 이완을 가장 효율적으로 조절하는 방법이니 꼭 알아두자.

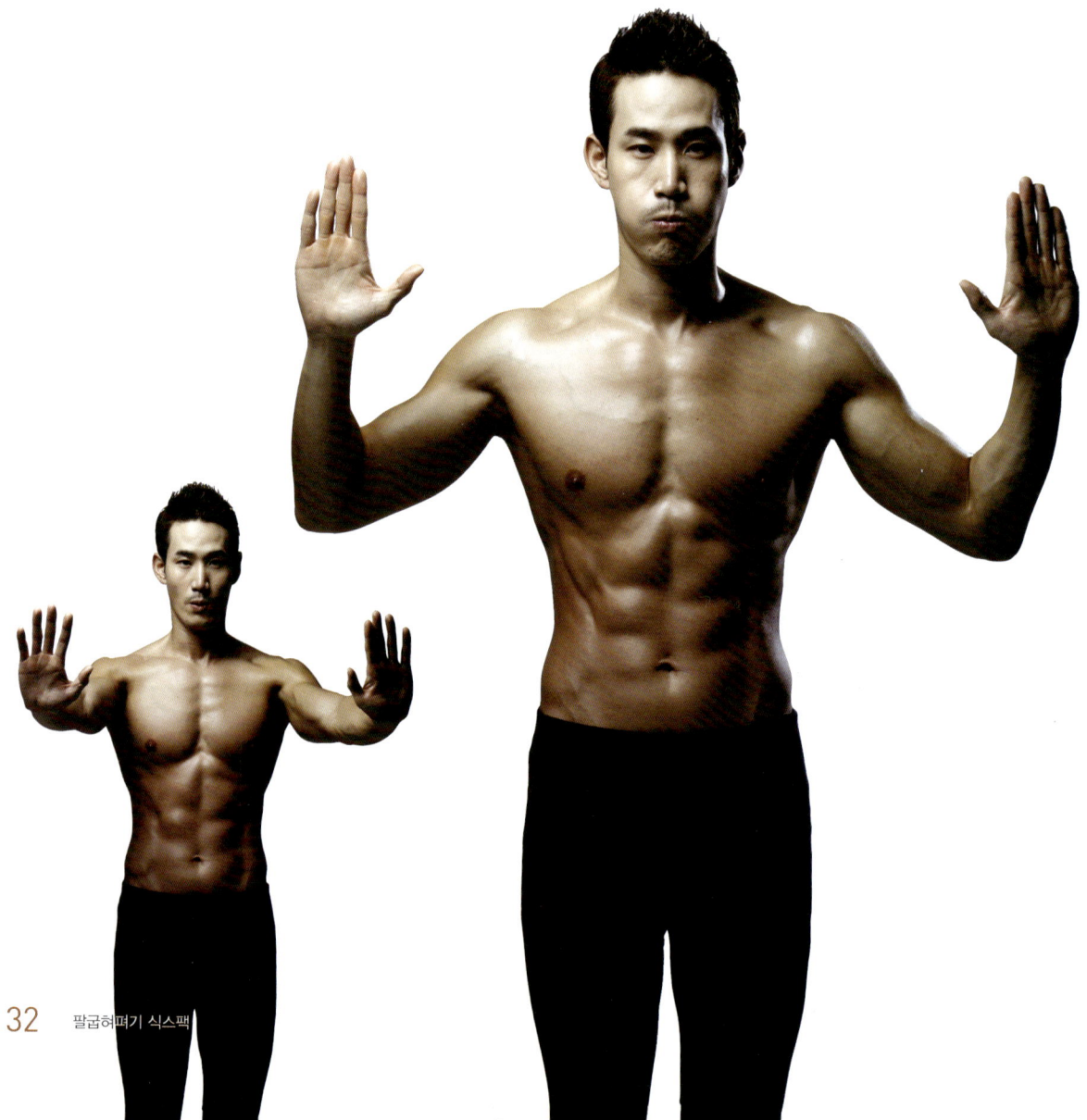

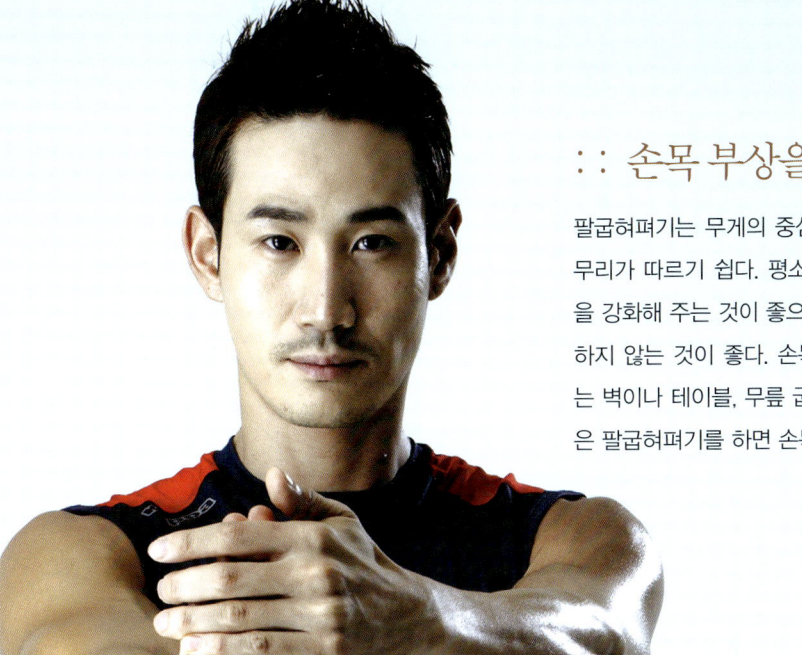

:: 손목 부상을 조심한다

팔굽혀펴기는 무게의 중심과 자극이 손목에 집중되므로 무리가 따르기 쉽다. 평소 다른 운동으로도 꾸준히 손목을 강화해 주는 것이 좋으며 손목이 아플 경우 절대 무리하지 않는 것이 좋다. 손목에 무리가 온 것 같은 경우에는 벽이나 테이블, 무릎 굽혀 팔굽혀펴기 등 난이도가 적은 팔굽혀펴기를 하면 손목에 부담을 줄일 수 있다.

SECTION 05

팔굽혀펴기 전후 **스트레칭**

팔굽혀펴기는 앞에서 말한 것과 같이 가슴과 상체, 허리, 하체 등 몸 전체를 사용하는 운동이므로 팔굽혀펴기 전후에 반드시 스트레칭을 해주는 것이 좋다. 스트레칭을 한 후 팔굽혀펴기를 하면 뜻하지 않게 생길 수 있는 부상을 예방하고 운동 효과를 키울 수 있다. 또한, 운동 후에 생길 수 있는 몸과 근육의 피로회복 그리고 이완과 수축에 도움을 줄 수 있다. 스트레칭은 약간 땀이 날 정도로 하는 것이 좋다.

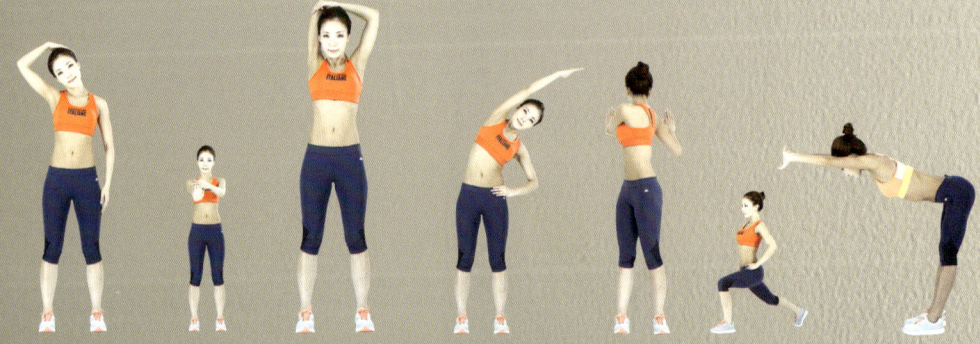

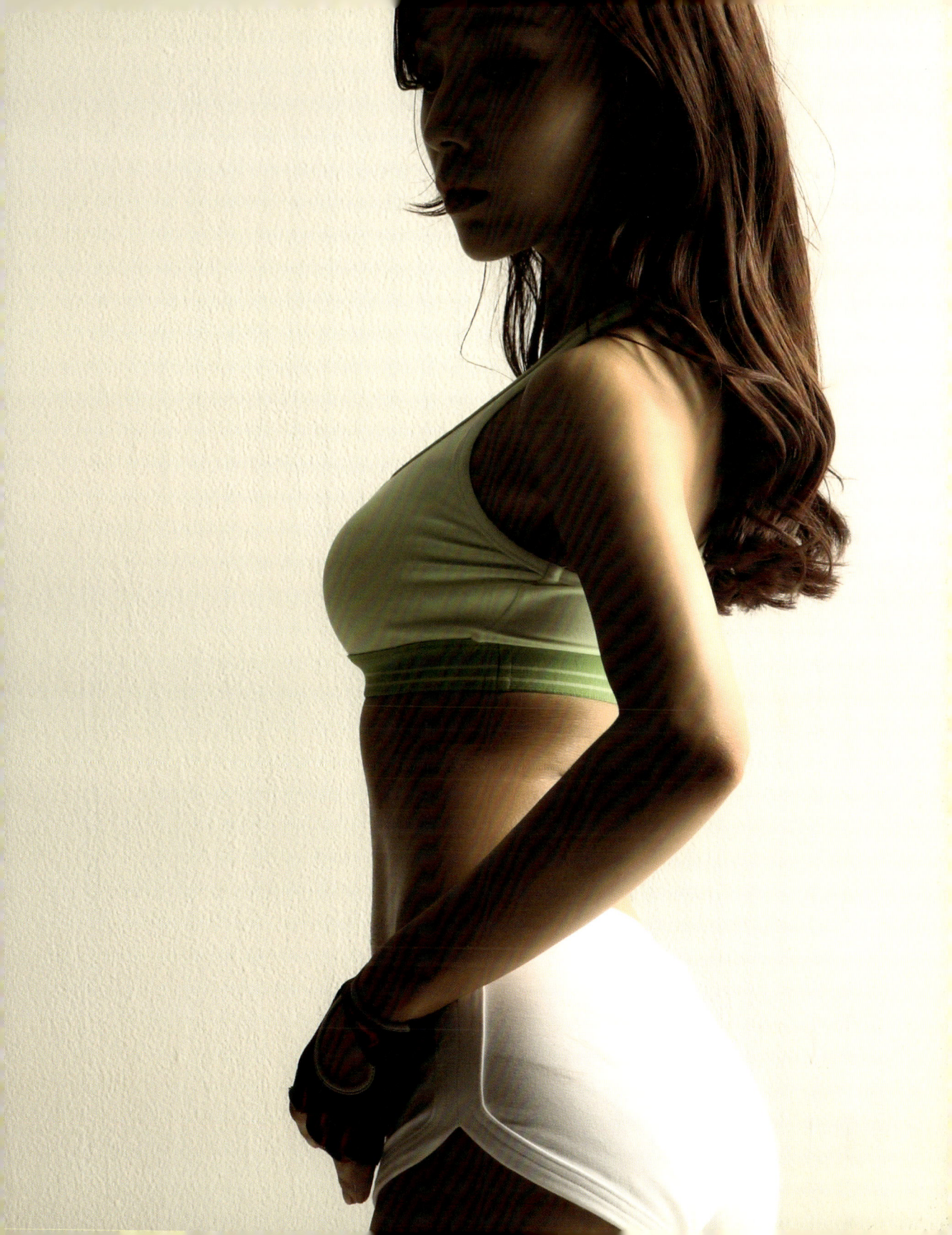

01

목 스트레칭
Neck Stretching

1 발을 어깨너비로 벌리고 허리를 곧게 편 자세로 선 다음, 오른쪽 손을 들어 손바닥으로 왼쪽 머리를 덮는다.

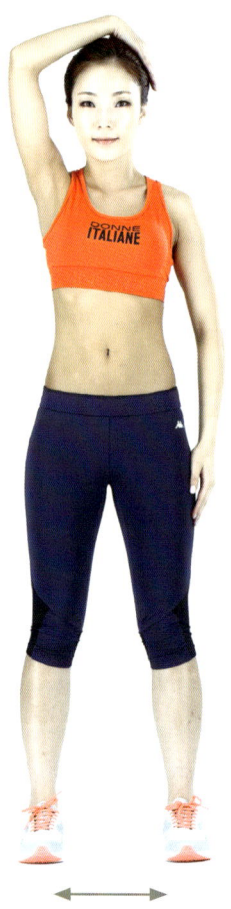

2 머리를 오른쪽 어깨 쪽으로 지긋이 약 10초 이상 눌러준다.

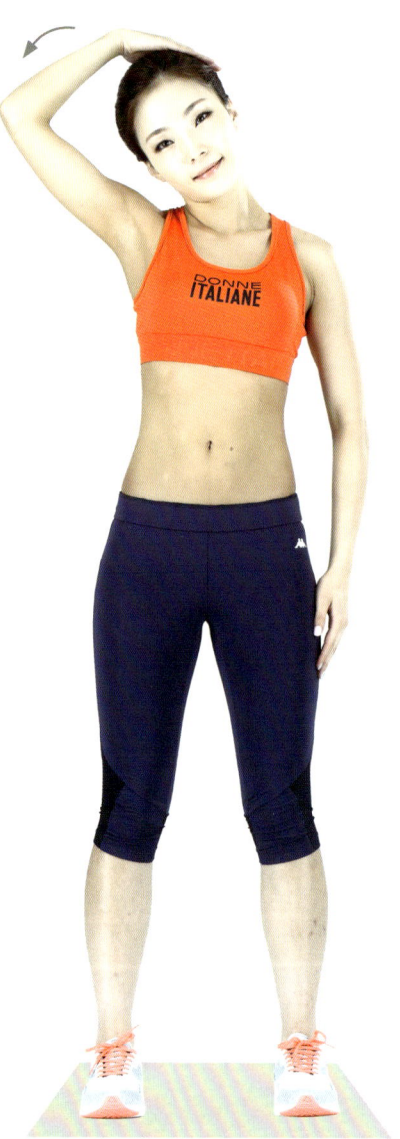

3
방향을 바꾸어 반복해 진행한다.

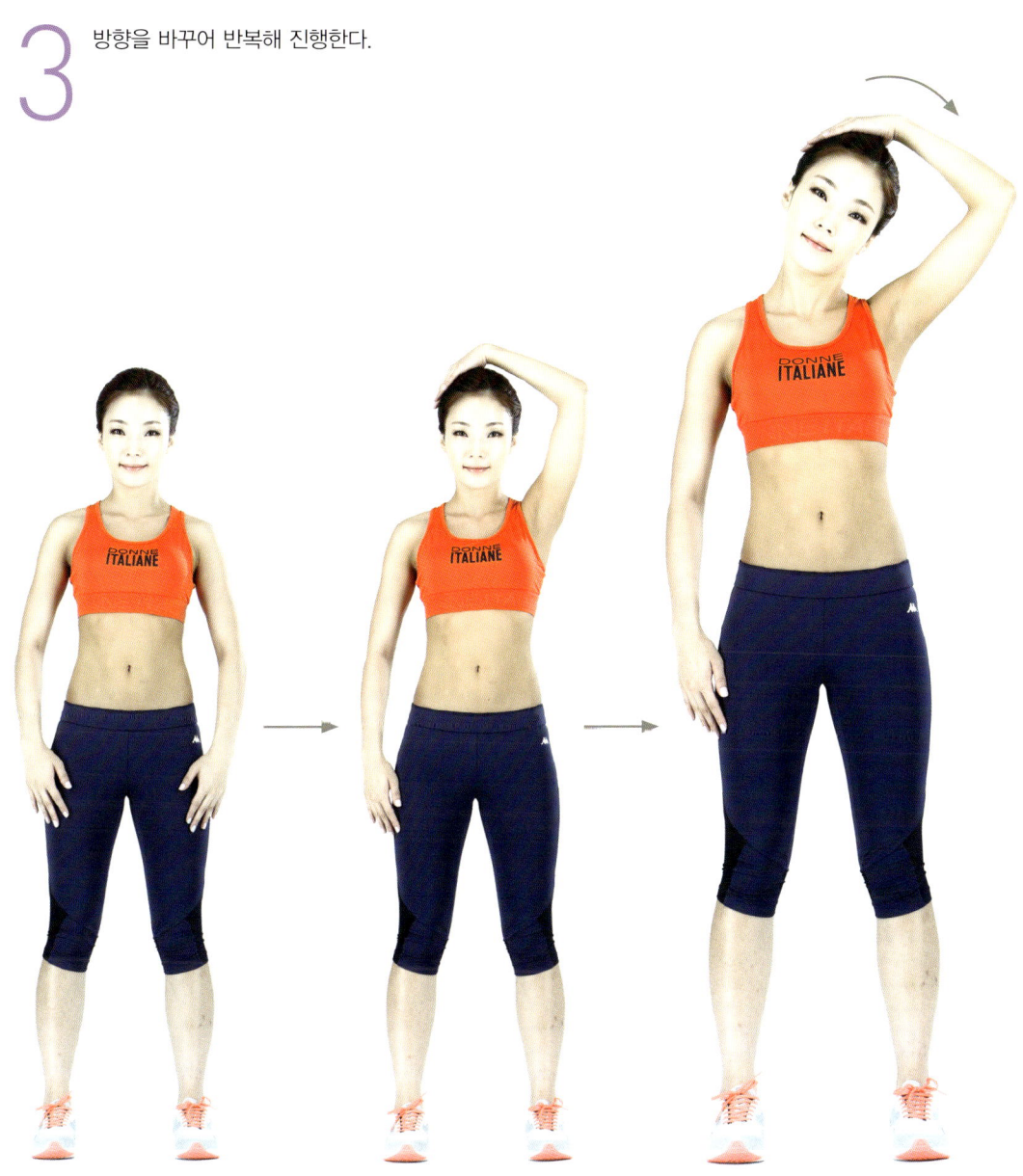

PART 01 팔굽혀펴기 워밍업

02

손목 스트레칭
Wrist Stretching

1. 발을 어깨너비로 벌리고 허리를 곧게 편 자세로 선 후 오른손 등을 몸으로 향하게 한다.

2. 왼손으로 오른손 손가락을 잡는다.

3. 오른손 손가락을 최대한 몸 쪽으로 당긴 후 약 10초 이상 손목을 눌러준다.

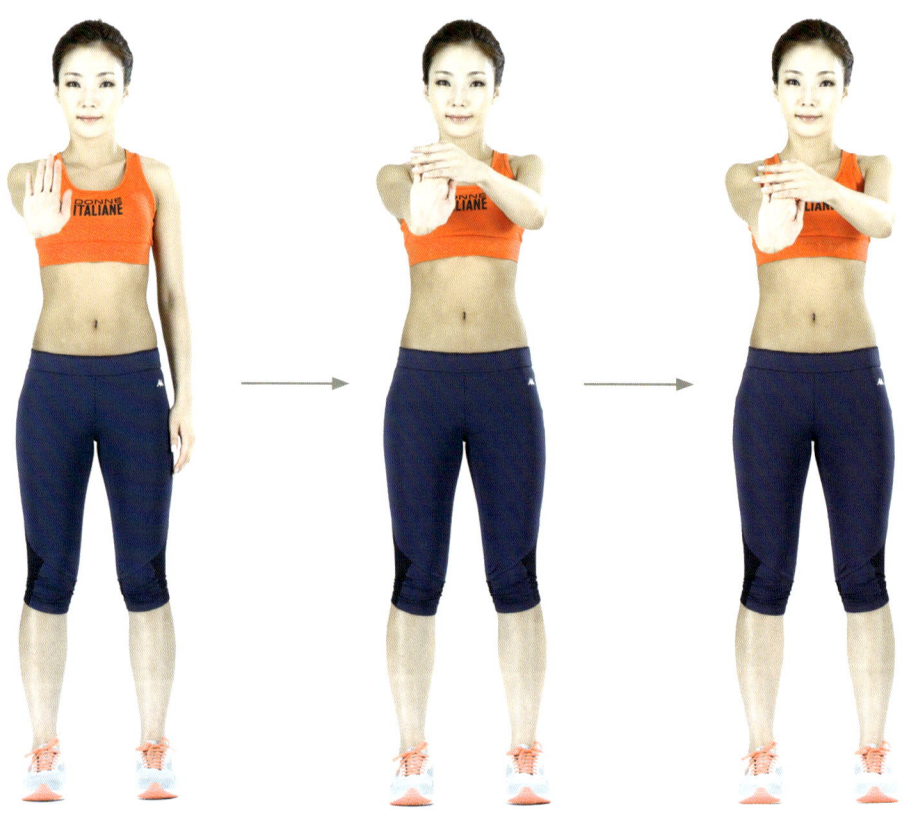

4 손을 바꾸어 진행한다.

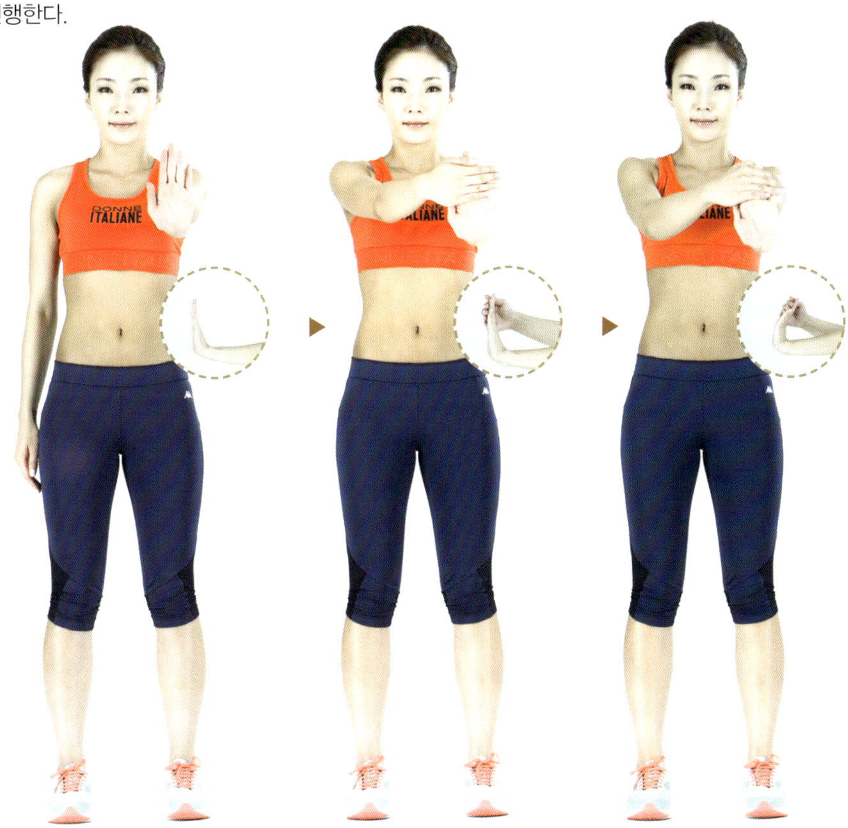

5 두 손의 스트레칭을 마쳤으면 손목을 아래쪽으로도 스트레칭 해 준다.

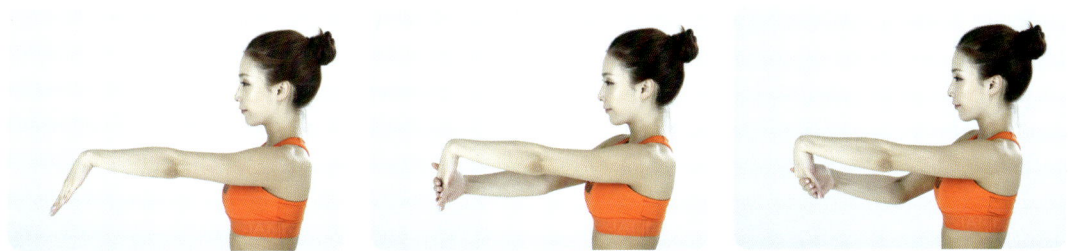

03

어깨 스트레칭
Shoulder Stretching

1. 발을 어깨너비로 벌리고 허리를 곧게 펴고 선 다음 오른쪽 팔을 어깨너비로 든다.

2. 왼쪽 팔을 오른쪽 팔에 갖다 대고 몸 쪽으로 당긴다.

3. 이때 얼굴은 반대쪽으로 돌리고 약 10초 이상 당겨준다.

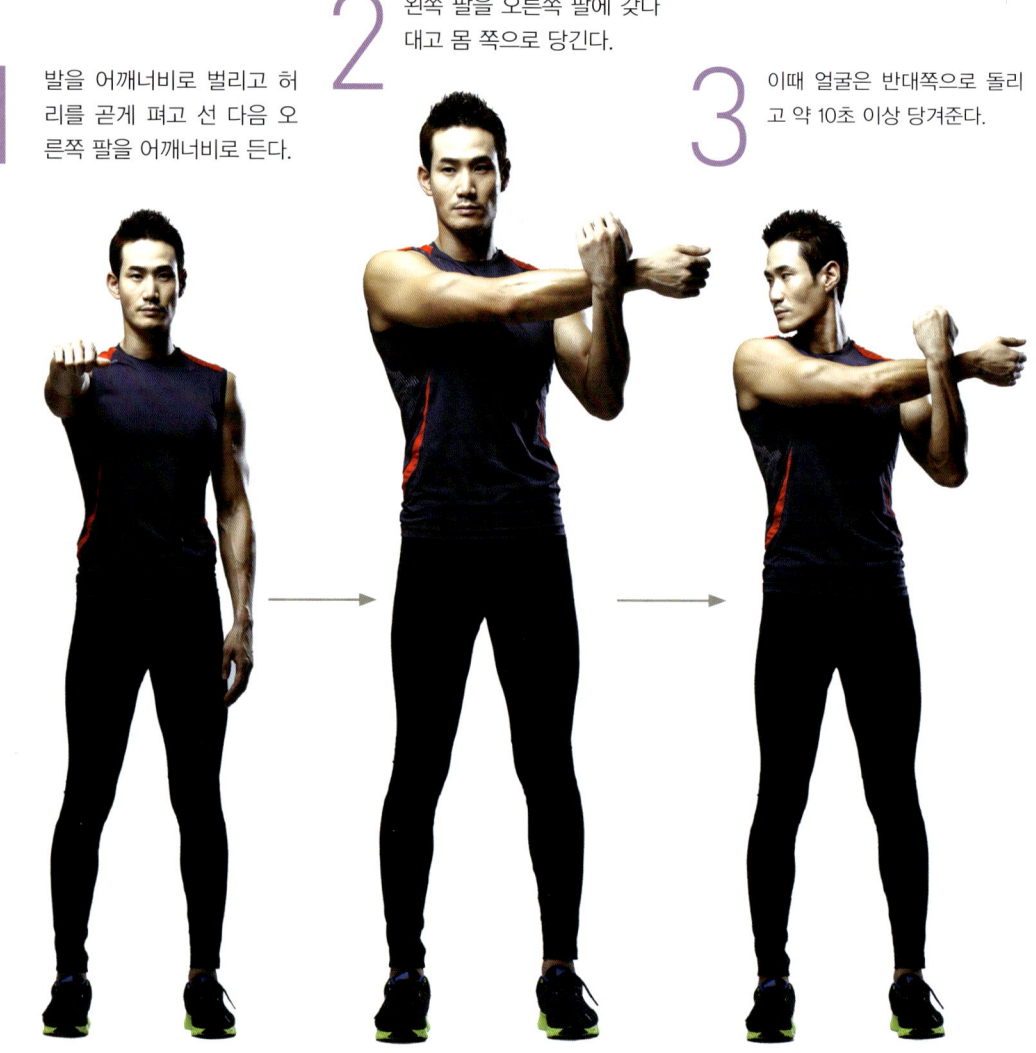

4 반대 팔도 같은 방법으로 반복한다.

04

어깨 뒤쪽 스트레칭
Shoulder Stretching

1 발을 어깨너비로 벌리고 허리를 곧게 펴고 선 다음 오른쪽 팔을 하늘로 쭉 편 후 팔꿈치를 등 뒤로 접는다.

2 왼손으로 오른쪽 팔꿈치를 잡는다.

3 지긋이 당기는데 상체가 앞으로 구부러지거나 팔뚝을 머리와 같이 당기는 것을 피한다. 약 10초 이상 눌러준다.

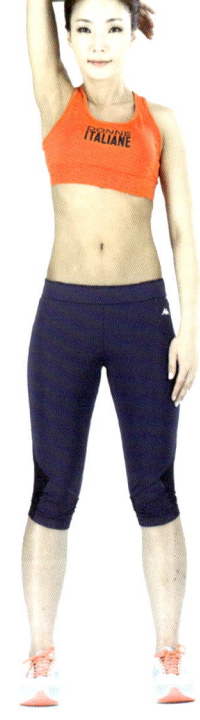
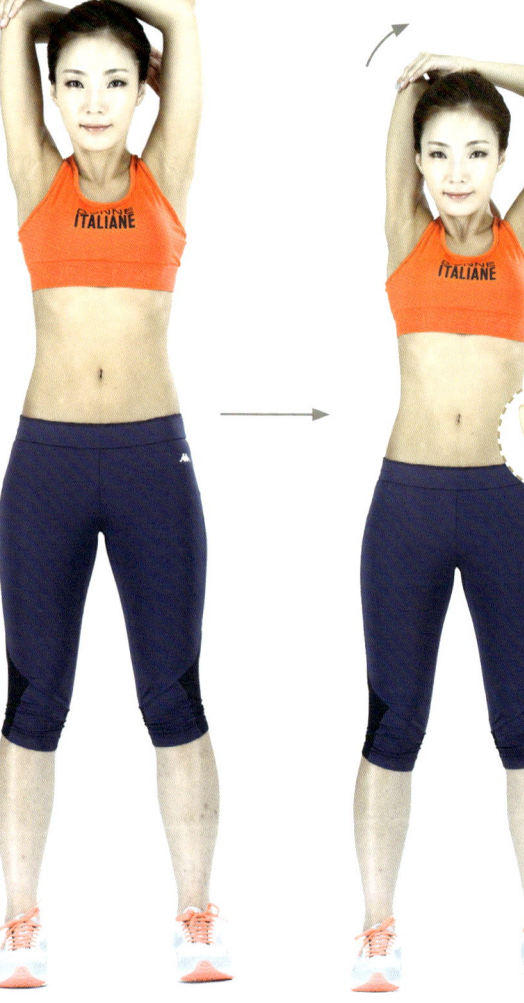

4 반대 팔도 같은 방법으로 반복한다.

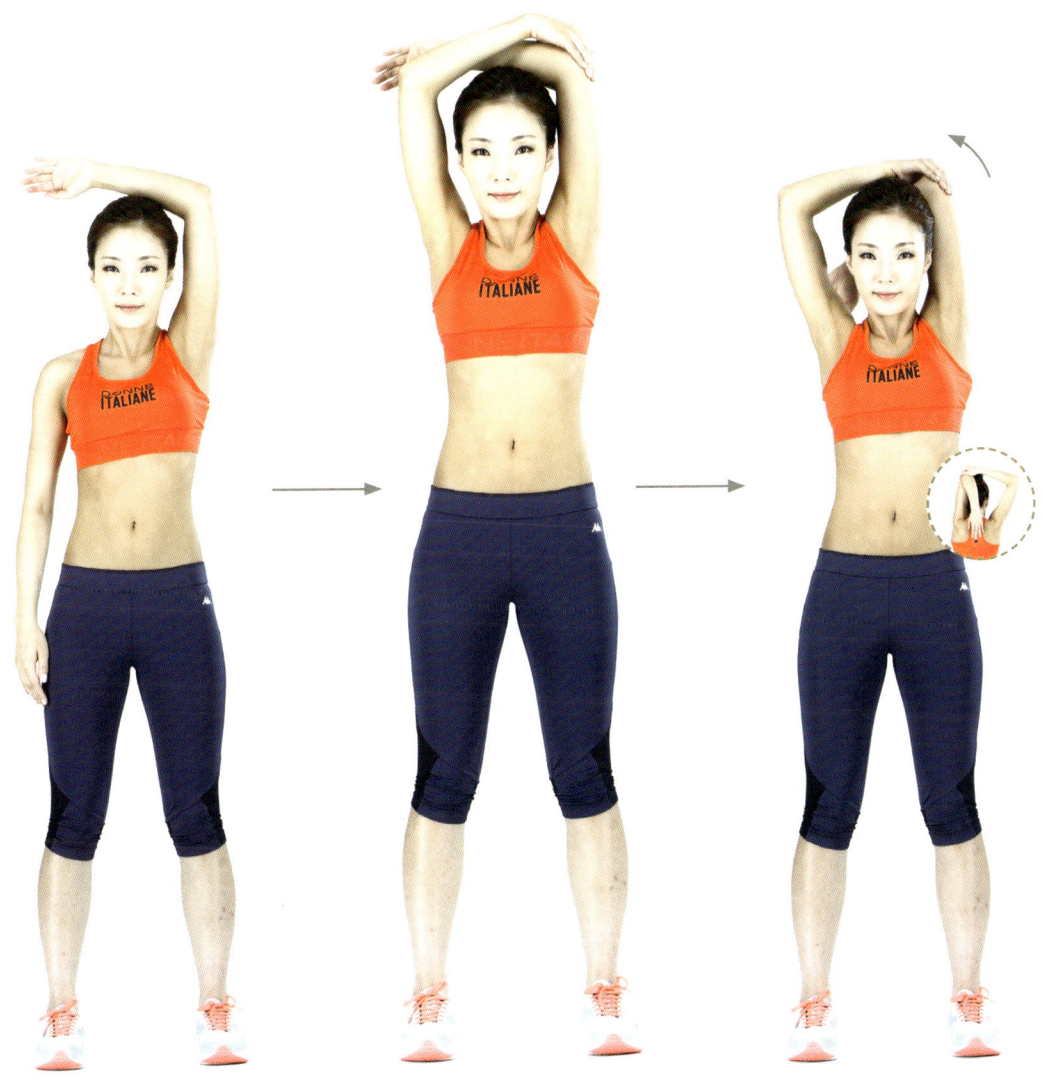

PART 01 팔굽혀펴기 워밍업

05

옆구리 스트레칭
Side Stretching

1 다리를 어깨너비로 벌리고 바로 선다.

2 왼 손은 옆구리에 댄 후 오른손은 머리와 나란하게 하늘 위로 손을 든다.

3 오른 팔을 쭉 뻗은 상태에서 몸을 옆으로 숙인다. 10초 이상 버텨준다.

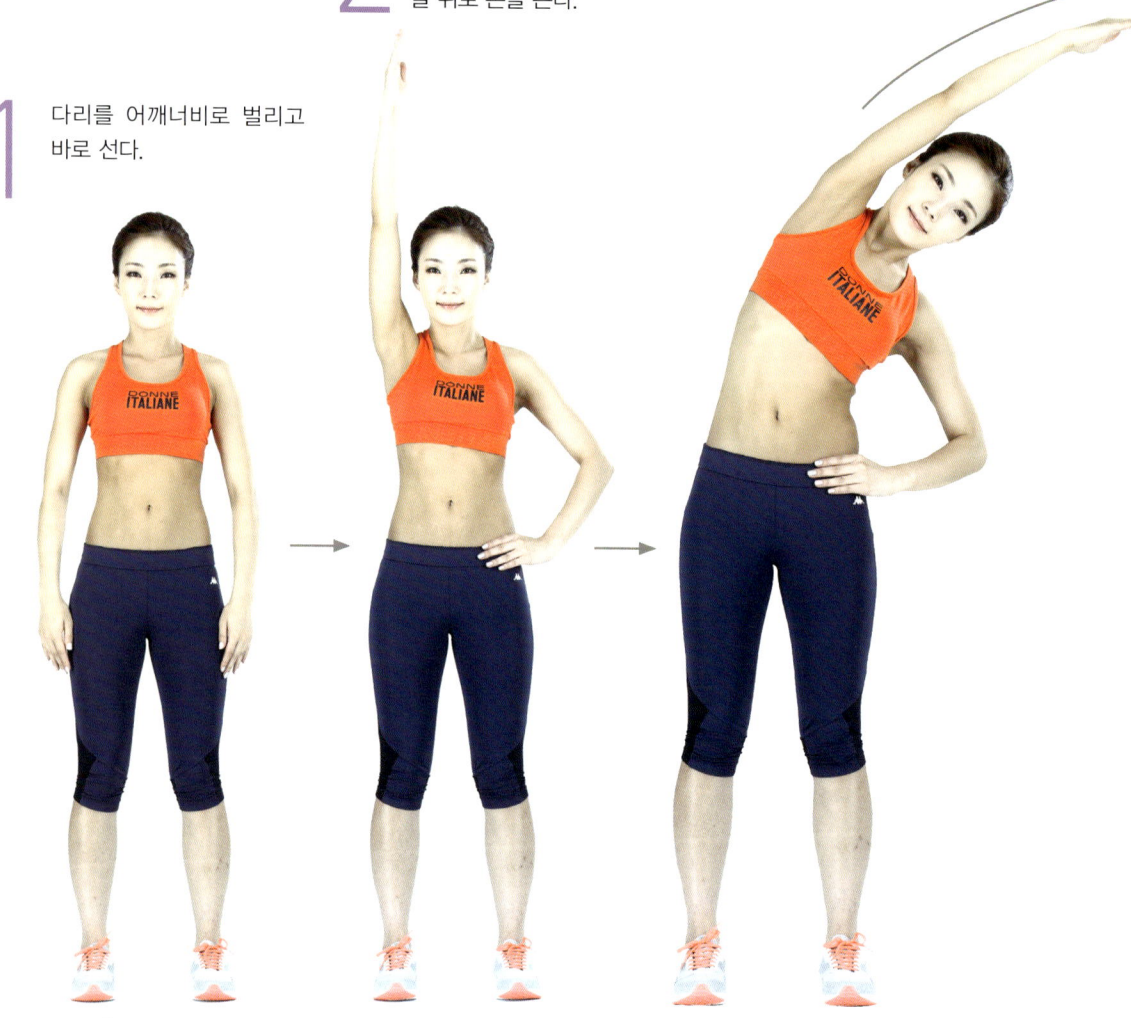

4 반대쪽 팔도 동일하게 진행한다.

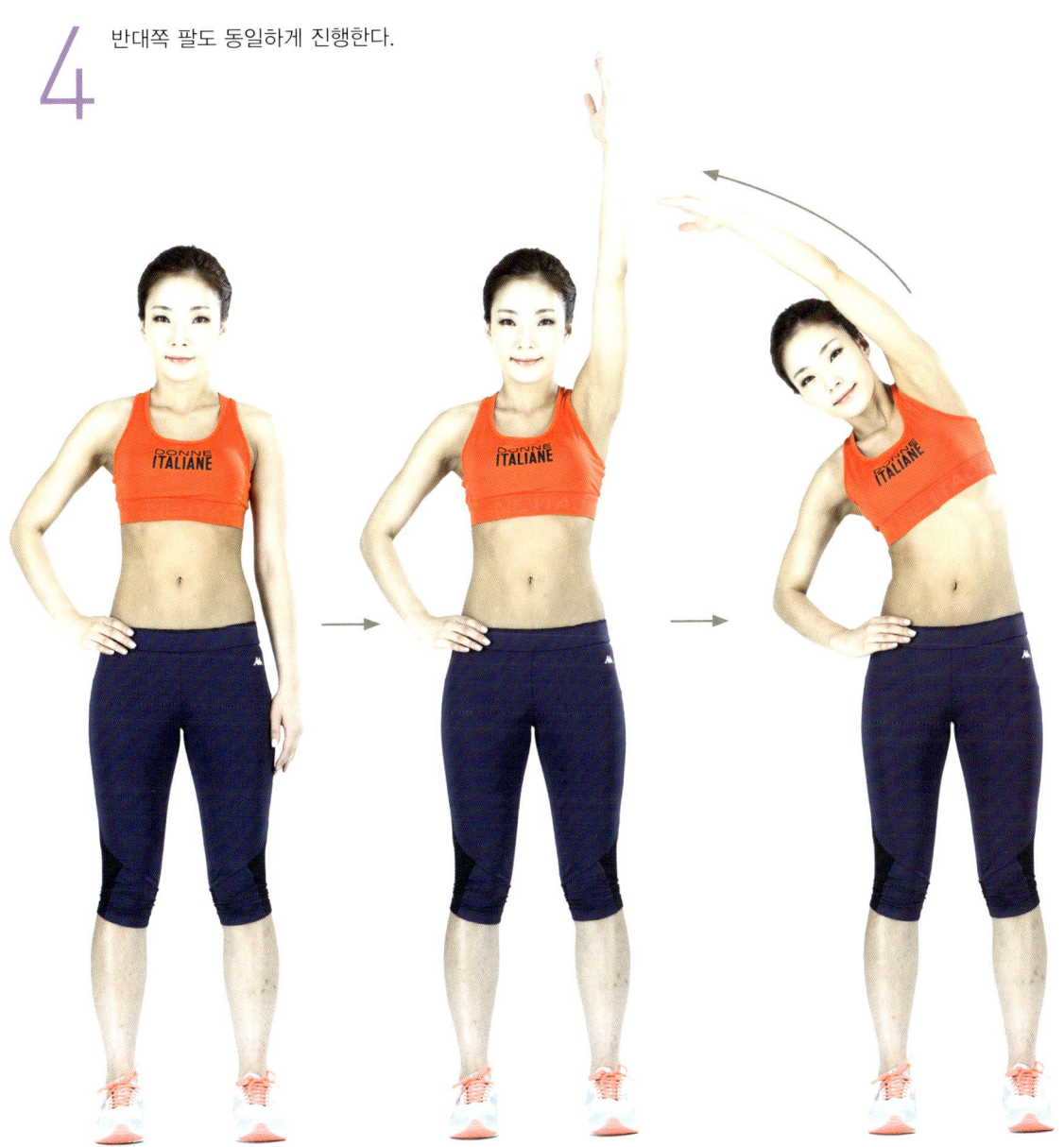

06

벽 잡고 좌우 몸통 스트레칭
Body Stretching

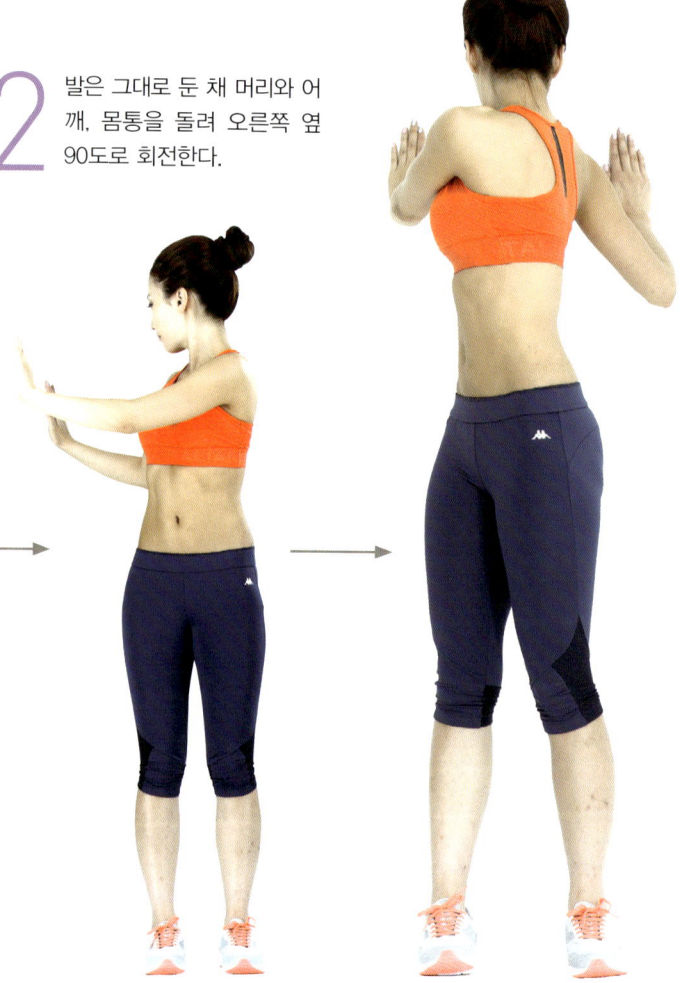

1 다리를 어깨너비로 벌린 후 허리를 펴고 곧게 선 다음 손바닥이 정면을 보게 하고 팔을 반쯤 접은 상태로 가슴 선까지 올린다.

2 발은 그대로 둔 채 머리와 어깨, 몸통을 돌려 오른쪽 옆 90도로 회전한다.

3 몸통을 최대한 회전해 뒤쪽 벽을 잡아 몸통을 스트레칭 해 준다. 발이 돌아가지 않도록 하고 10초 이상 버텨준다.

4 반대쪽도 동일하게 진행한다.

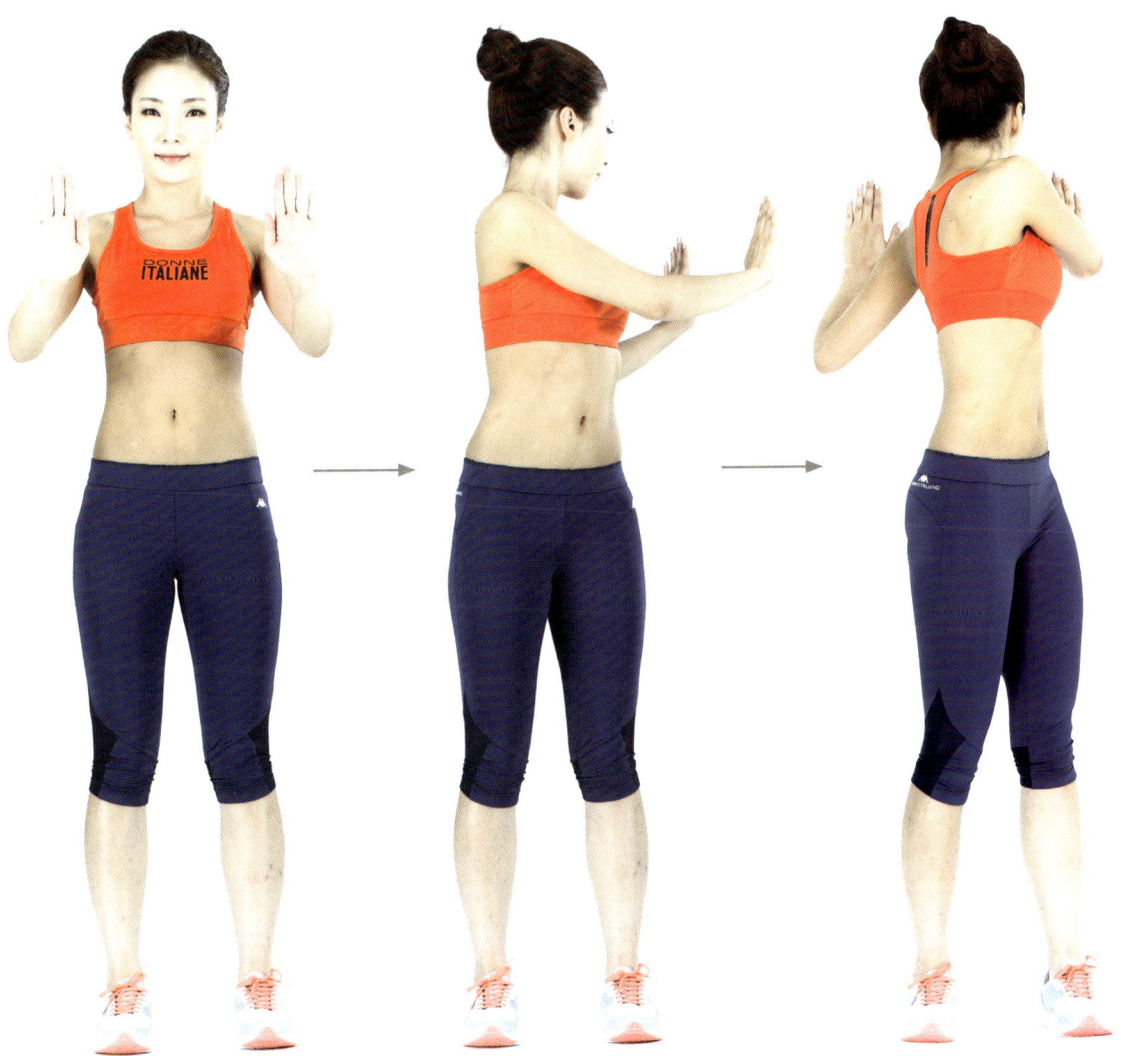

PART 01 팔굽혀펴기 워밍업

07

전후 몸통 스트레칭
Body Stretching

1 다리를 어깨너비로 벌린 후 허리를 펴고 곧게 선다.

2 팔을 가슴 앞으로 평행하게 앞으로 들어 올린 후 하체는 고정하고 팔을 편 상태로 허리를 굽힌다.

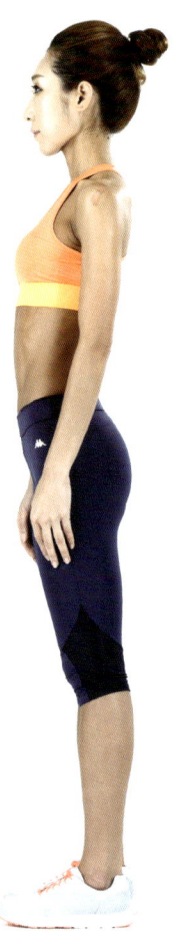
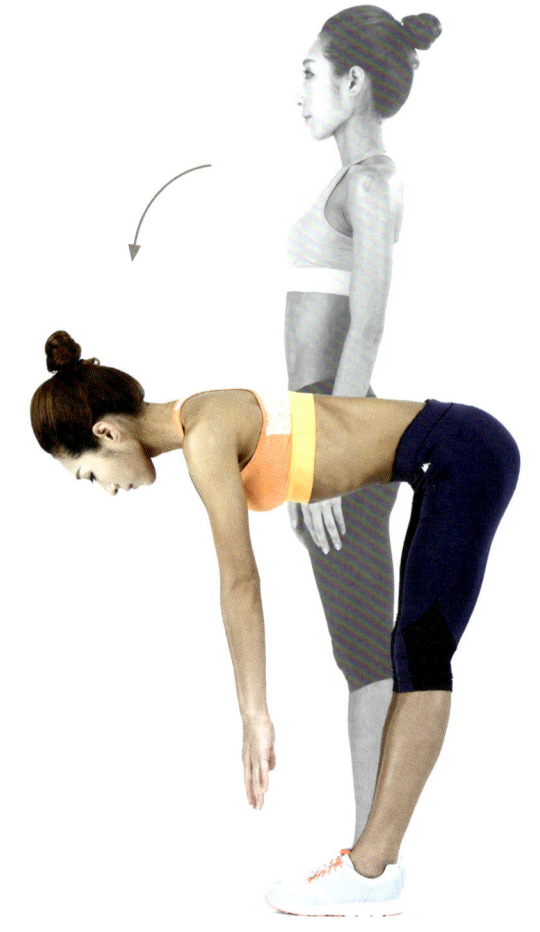

3 손으로 발목을 잡을 때까지 몸을 천천히 내린다. 몸이 잘 굽혀지지 않을 경우 숨을 내쉬며 허리를 굽히면 좀 더 쉽게 할 수 있다.

4 허리를 굽힌 상태에서 10초 정도 버텨준다. 3~4회 반복해 진행한다. 조금 더 스트레칭 강도를 높이려면 양발을 모아서 스트레칭 한다.

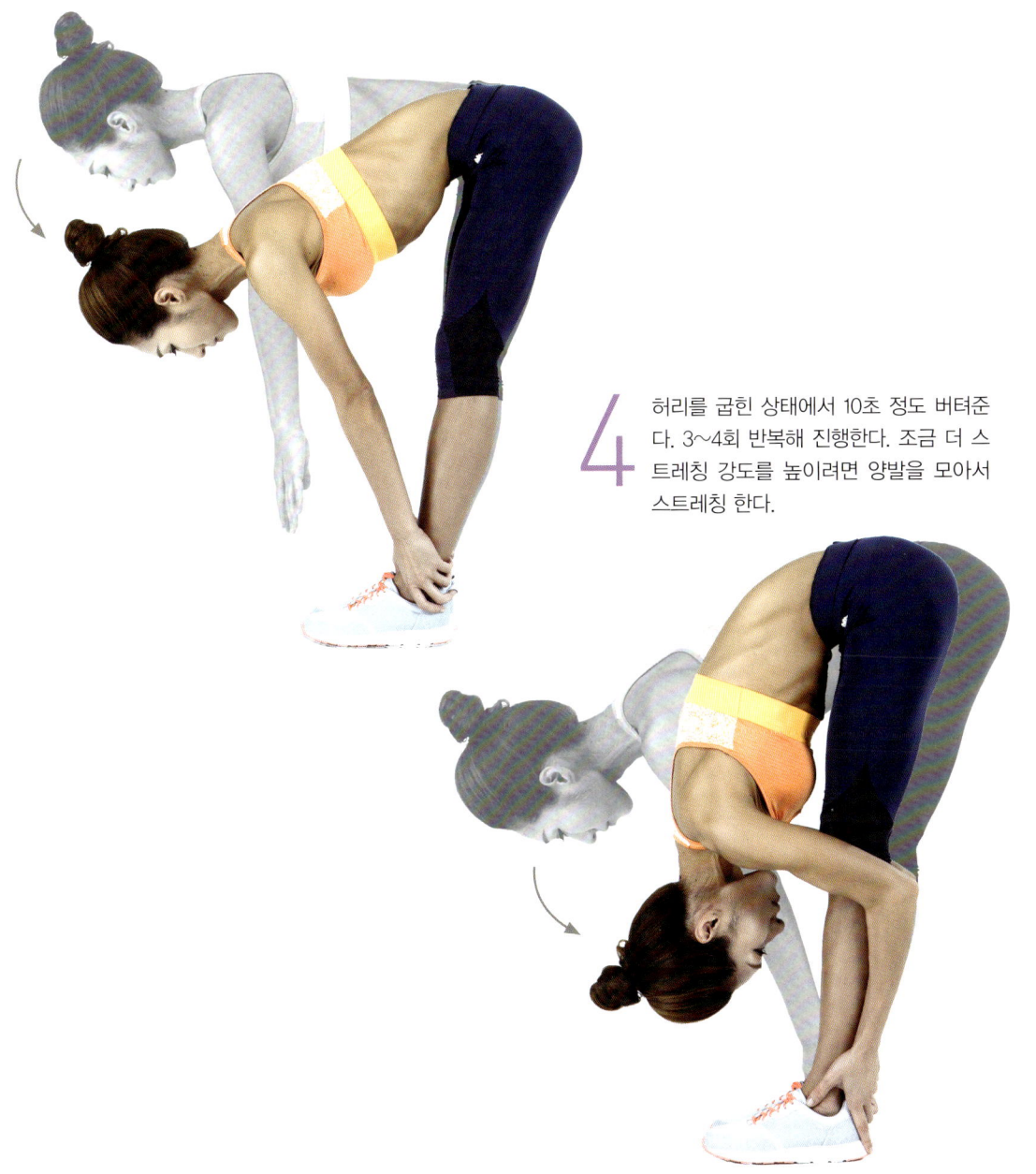

08

등 풀어주기
Back Stretching

1 다리를 어깨너비로 벌린 후 허리를 펴고 곧게 선다.

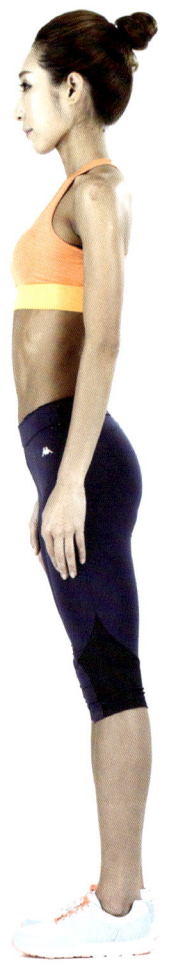

2 양손을 깍지를 끼고 가슴 앞으로 밀어 준다.

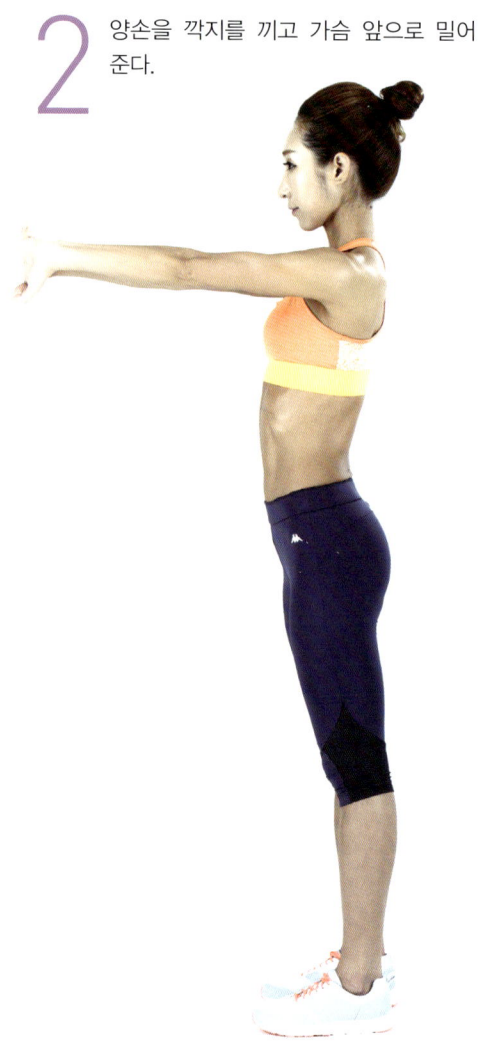

3 머리는 아래로 숙이고 등은 뒤로 최대한 밀어낸다.

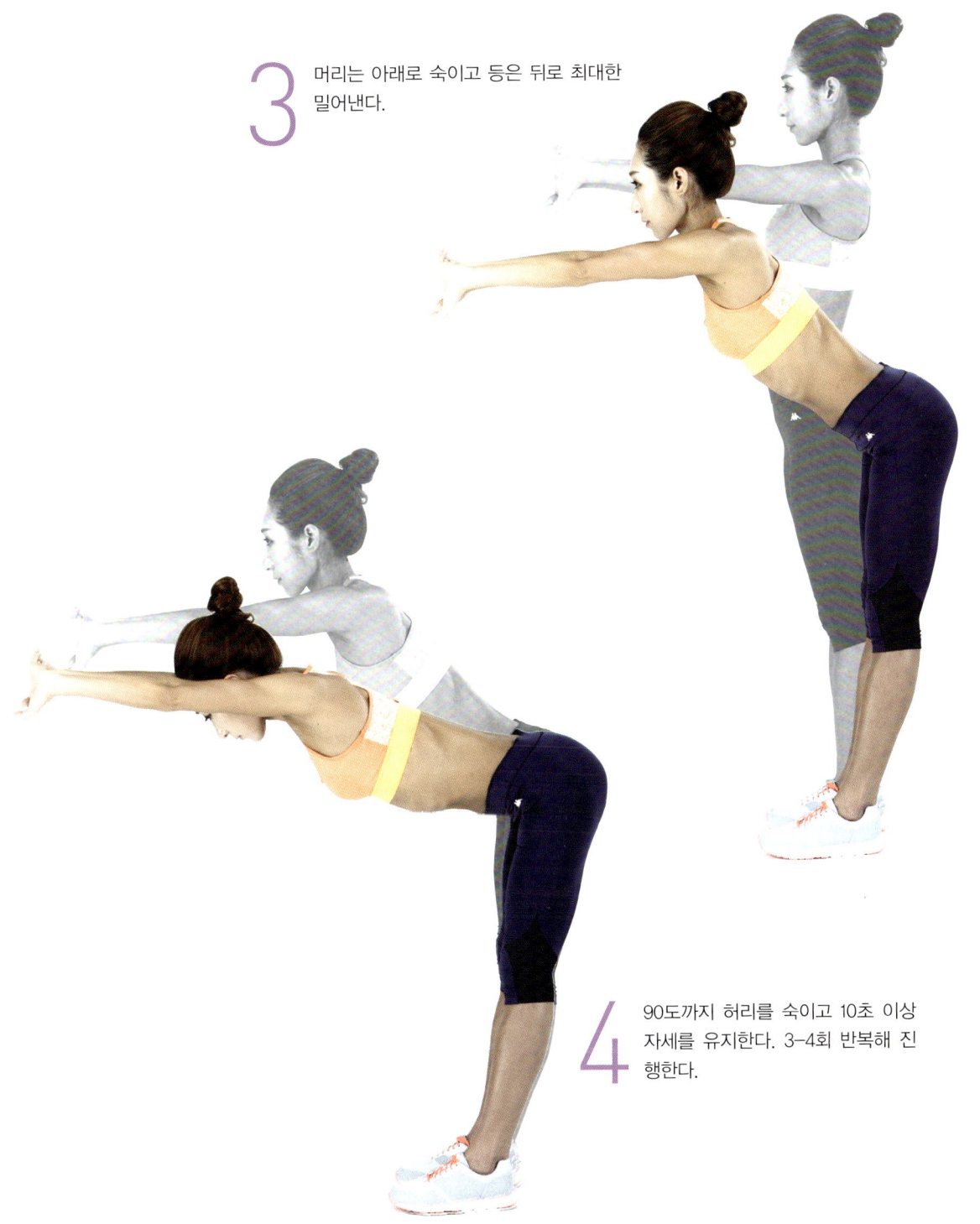

4 90도까지 허리를 숙이고 10초 이상 자세를 유지한다. 3-4회 반복해 진행한다.

가슴과 어깨 스트레칭
Chest, Shoulder Stretching

1 다리를 어깨너비로 벌린 후 허리를 펴고 곧게 선다.

2 등 뒤로 팔을 모아 양손을 깍지 낀다.

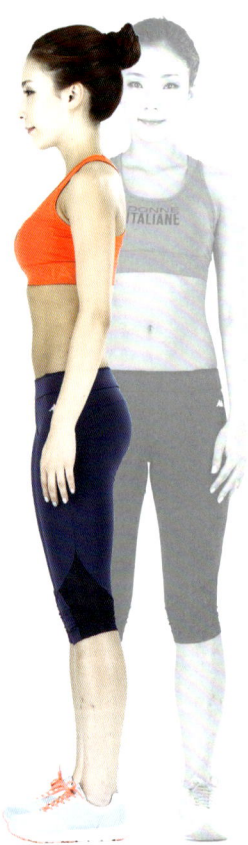
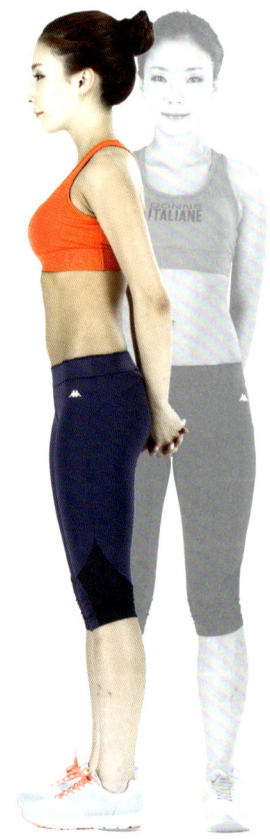

3 천천히 팔을 등 뒤로 밀고 가슴은 앞으로 밀어낸다.

4 팔을 최대한 위로 쭈욱 편다. 10초 이상 자세를 유지하고 3-4회 반복해 진행한다.

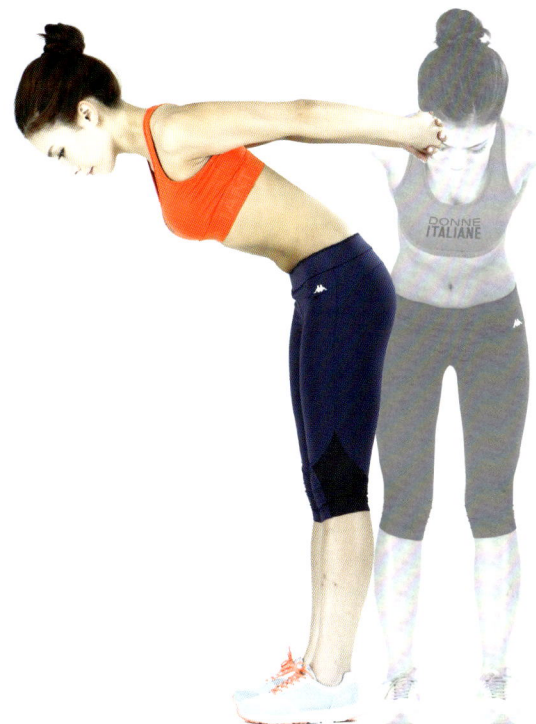

10
등과 가슴
스트레칭
Back, Chest Stretching

1 바닥에 무릎을 꿇고 앉는다.

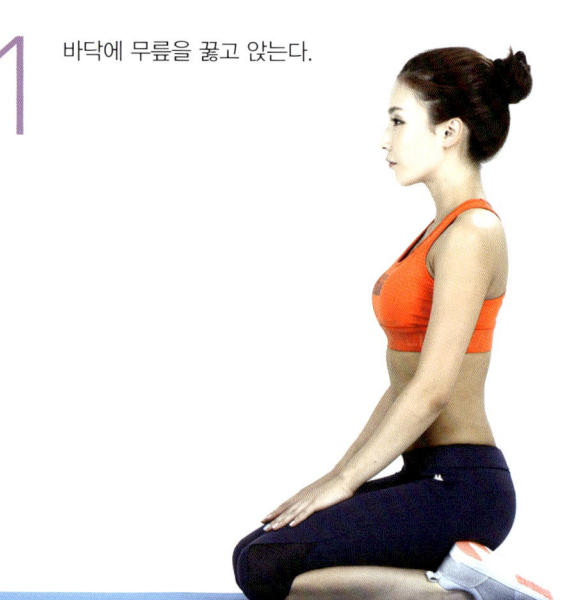

2 팔을 뻗어 바닥에 손바닥을 댄다.

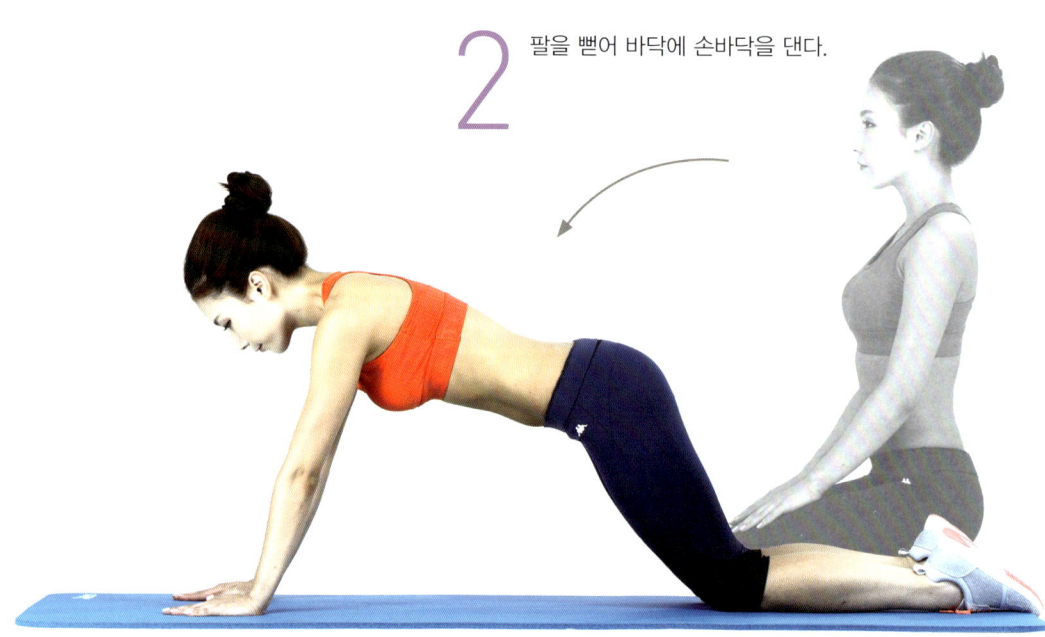

3 바닥에 엎드린 후 손바닥을 가슴 옆의 바닥에 댄다.

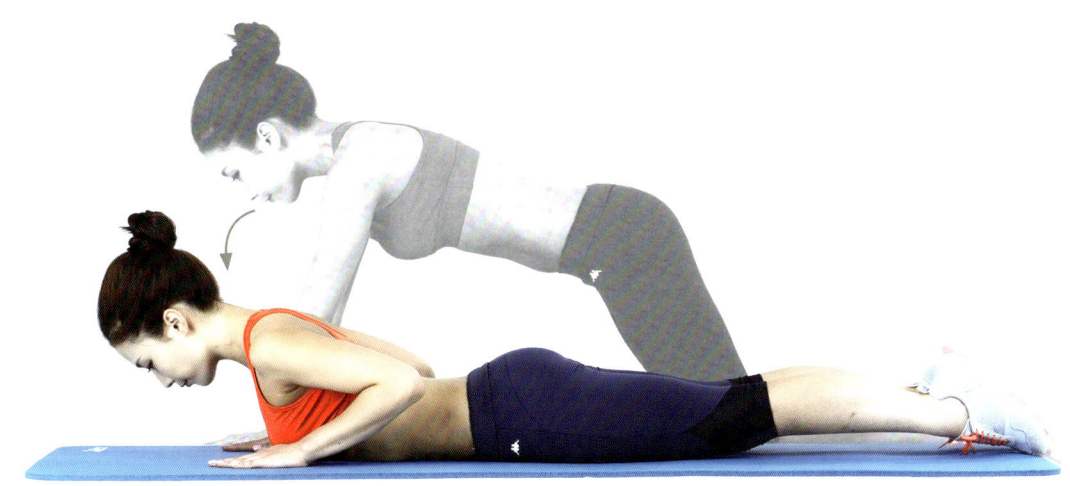

4 하체는 바닥에 댄 채 손바닥으로 바닥을 밀어 최대한 상체를 들어올린다. 약 10초 이상 자세를 유지한다. 다만 허리가 무리하게 꺾이지 않도록 조심한다.

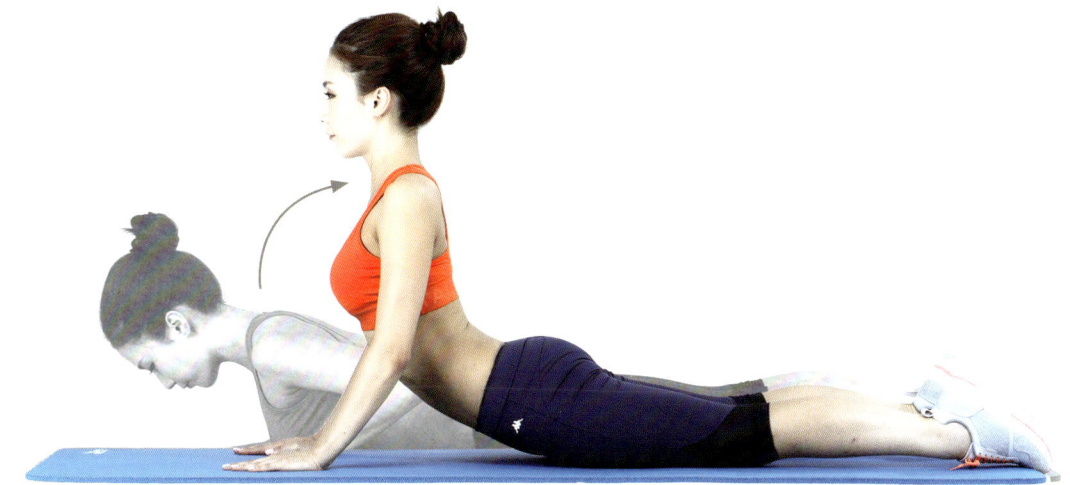

11
무릎과 허리 스트레칭
Knee, Waist Stretching

1

발을 편안히 벌린 상태에서 팔을 허리에 올린다.

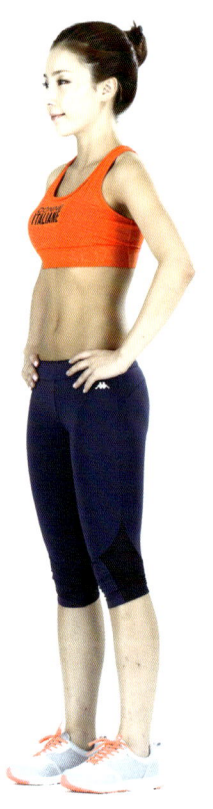

2

스트레칭이 충분히 될 수 있도록 다리를 길게 앞으로 내민다.

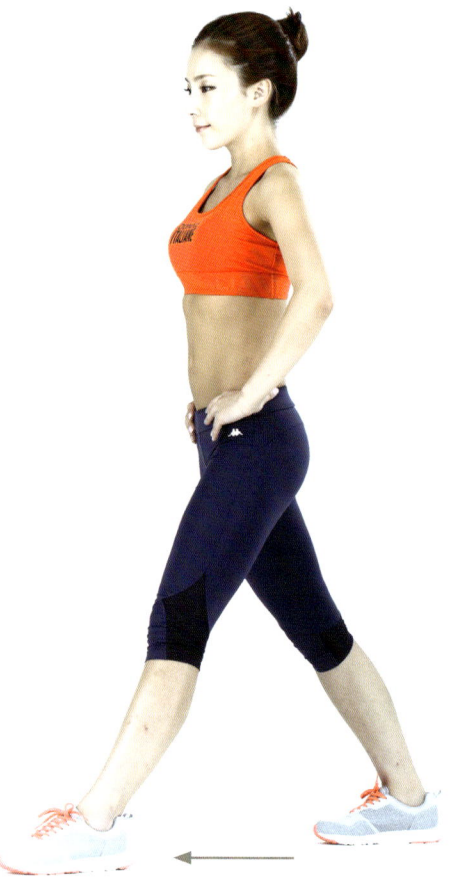

3

등과 허리를 똑바로 편 상태에서 왼쪽 다리의 무릎을 굽힌다.

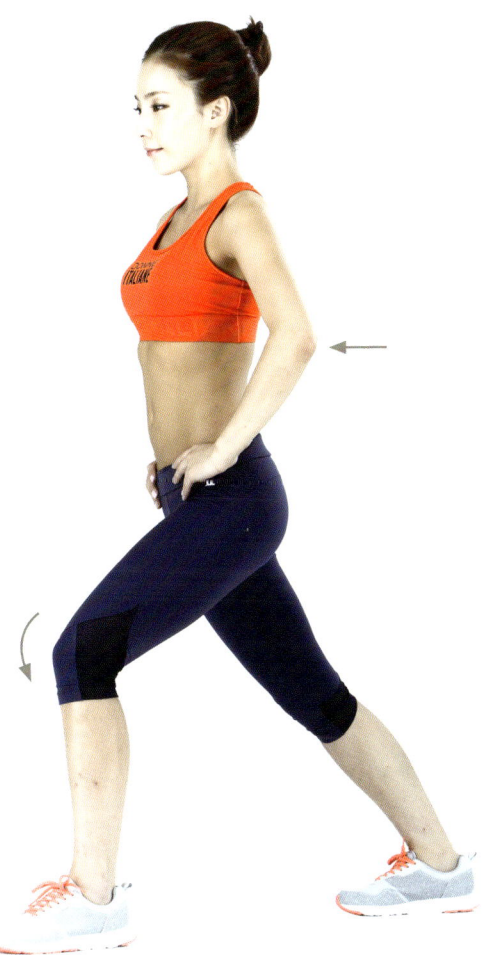

4

왼쪽 무릎은 90도로 구부리고 오른쪽 무릎을 일자로 쭈욱 펴준다. 10초 이상 자세를 유지한 후 천천히 처음 자세로 돌아온다. 3-4회 반복해 진행한 후 반대 다리도 해준다.

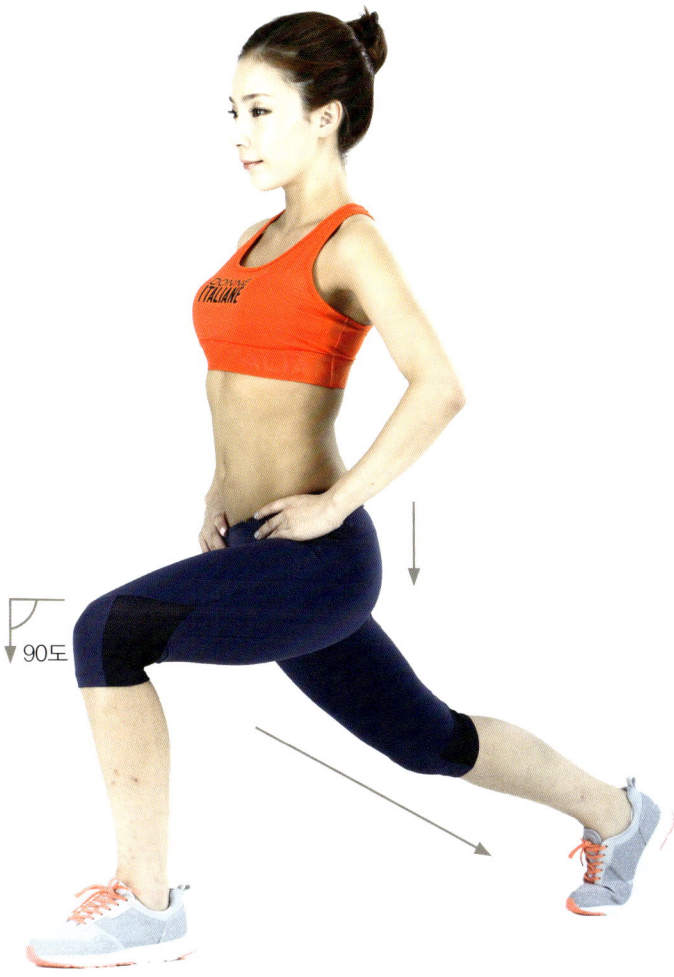

90도

12

발목과 허벅지 스트레칭
Ankle, Thigh Stretching

1 다리를 어깨너비로 벌린 후 편한 자세로 선다.

2 오른쪽 무릎을 뒤로 구부리고 왼손을 뒤로 뻗어 왼발의 발목을 받쳐 든다.

3 양손으로 오른쪽 다리를 최대한 엉덩이쪽으로 당긴다. 5초 이상 자세를 유지한 후 천천히 처음 자세로 돌아온다. 3-4회 반복해 진행한다.

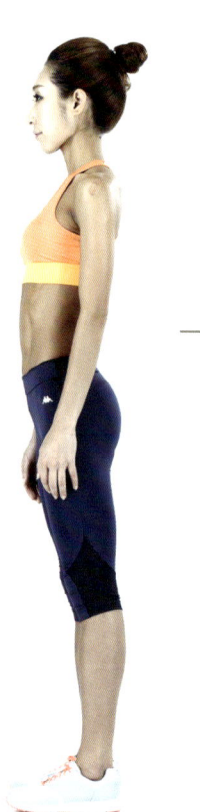
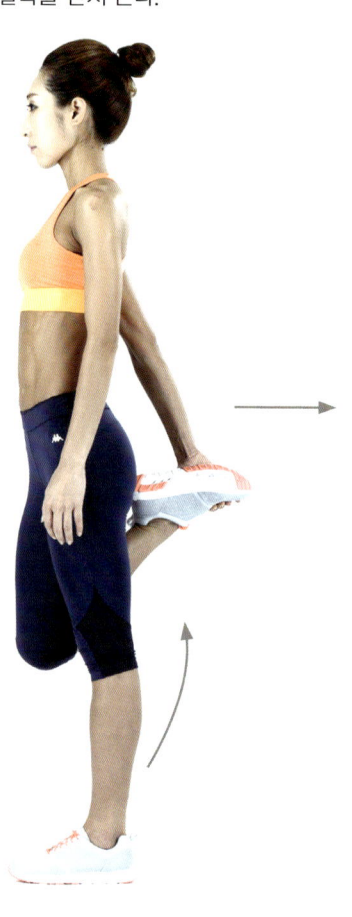
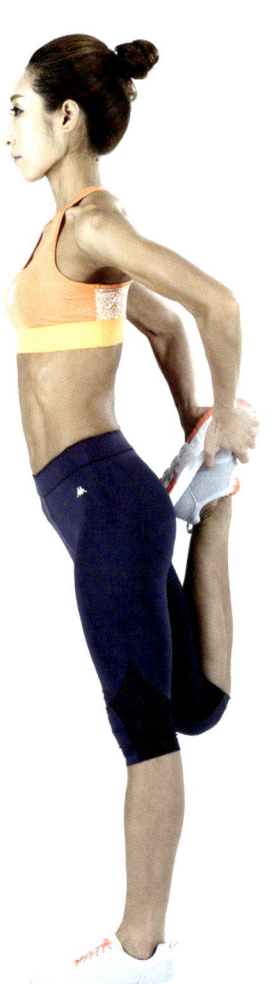

4 왼쪽 다리도 동일하게 진행한다.

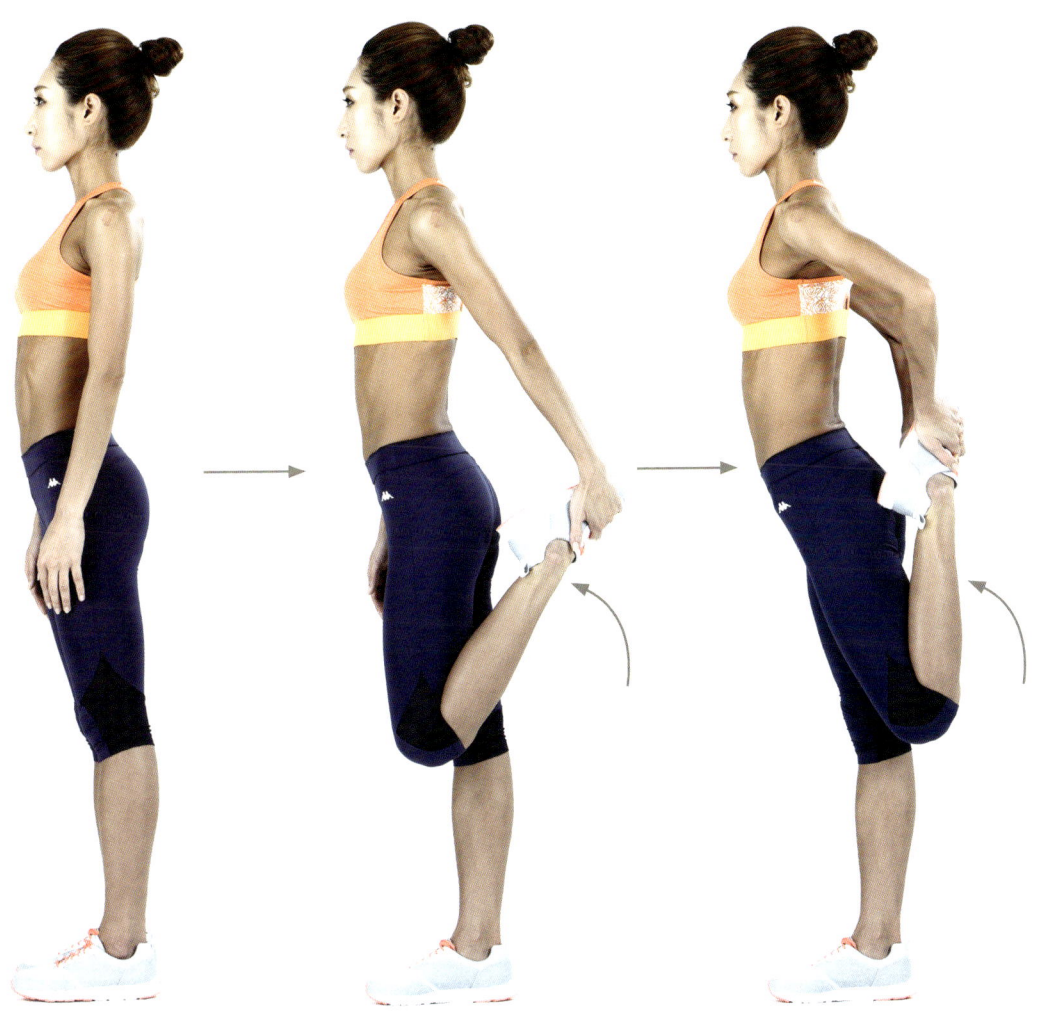

SECTION 06

팔굽혀펴기의 **정석**

팔굽혀펴기 자세는 기본적으로 누구나 알고 있지만 정확한 자세로 하는 것이 중요하다. 정확한 자세로 팔굽혀펴기하면 가슴근육과 팔 근육을 골고루 키울 수 있다. 팔굽혀펴기 효과를 극대화하기 위해서는 엉덩이를 위로 올리고 코를 바닥에 처박고 하는 실수를 하지 말아야 한다. 다시 말해 몸이 굽혀지지 않고 일자로 유지하는 것이 중요하다. 한 번을 하더라도 정확한 팔굽혀펴기 자세로 하도록 하자.

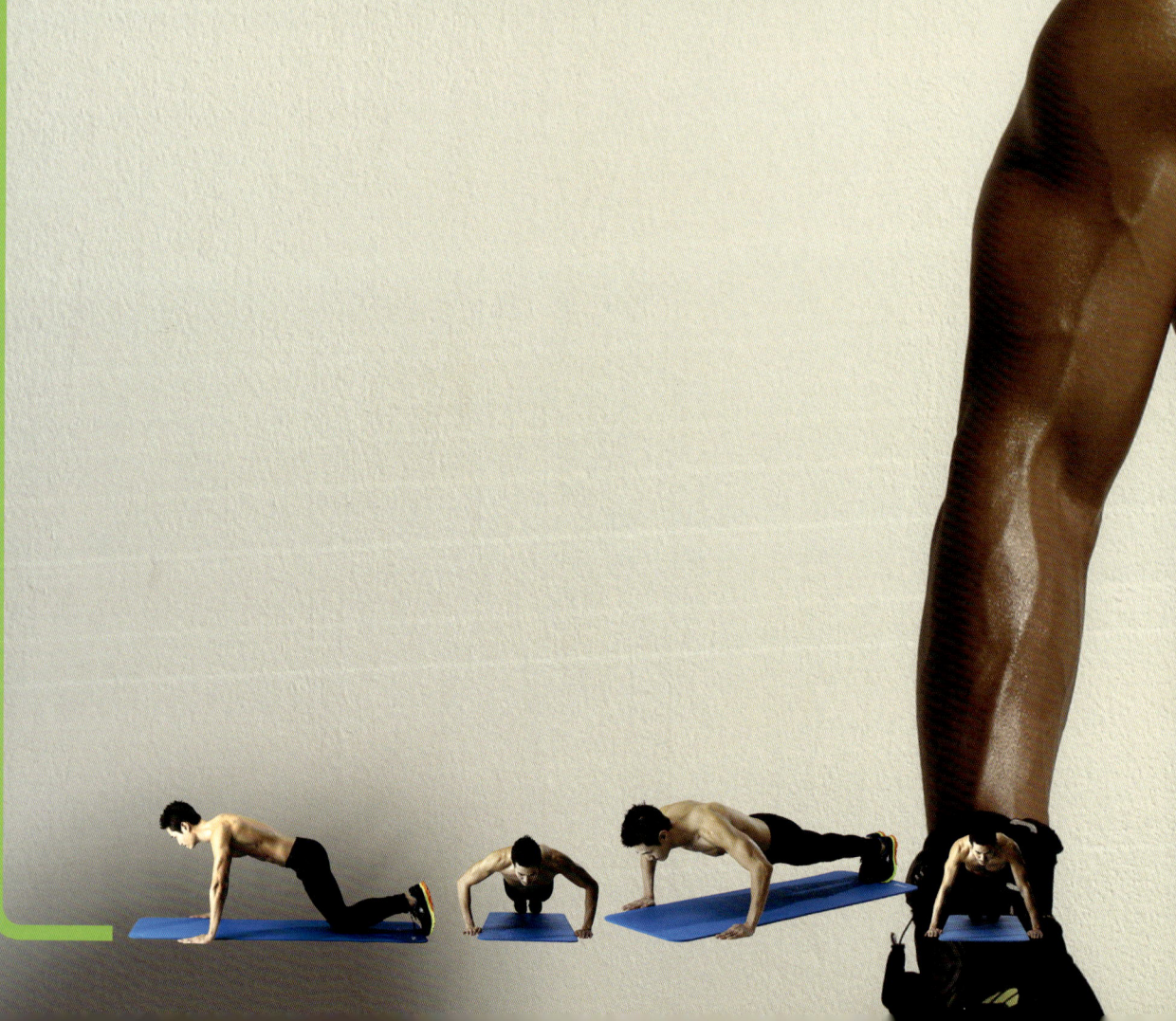

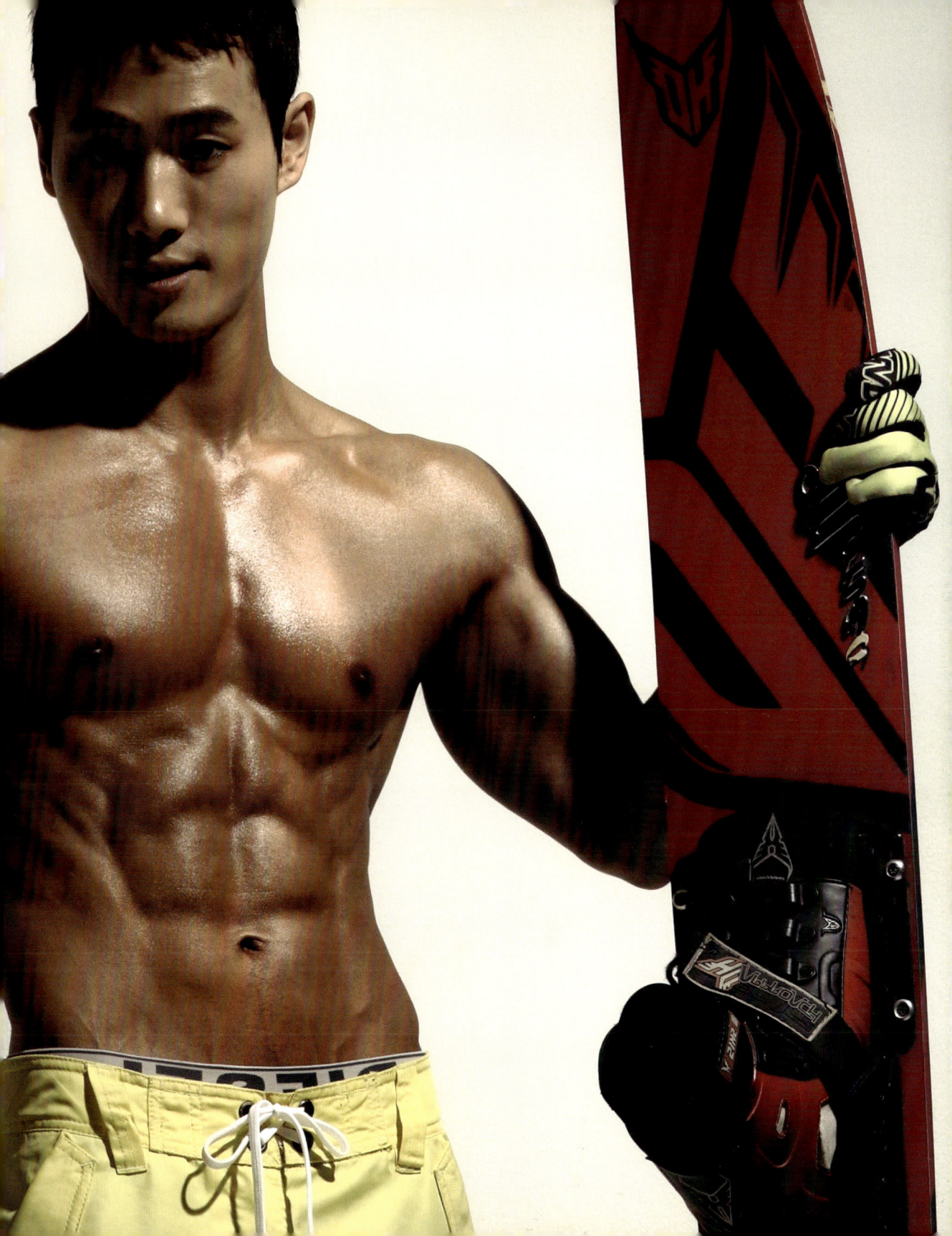

01

준비 자세

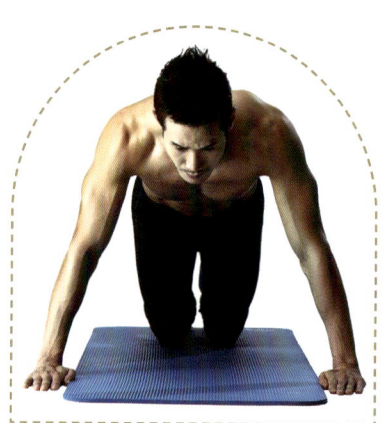

1 엎드린 자세에서 어깨너비 정도로 손바닥을 펴고 바닥을 짚는다.
머리는 숙이거나 아래쪽 바닥을 향하지 말고 시선의 정면을 향한다.

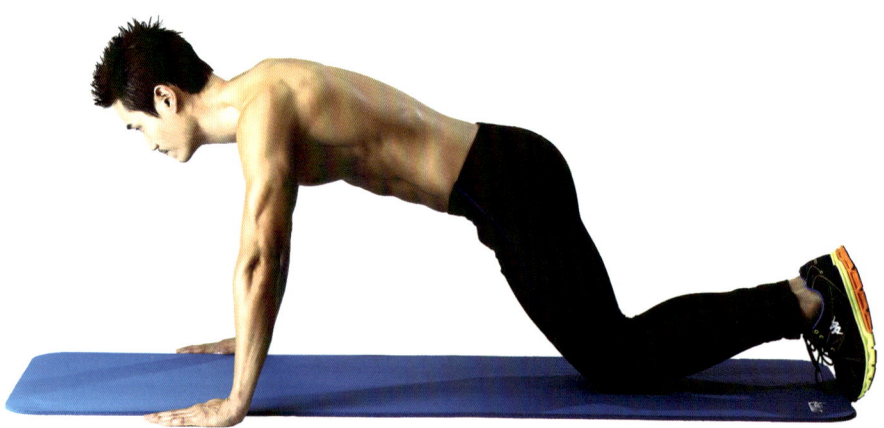

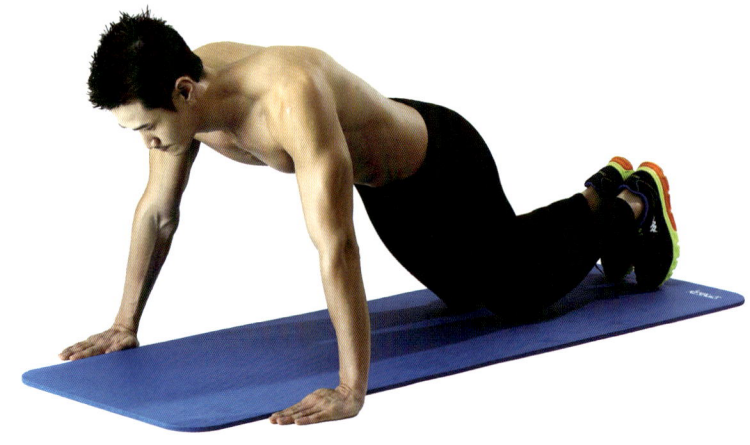

2 몸을 발가락에서 어깨까지 일직선으로 만들어 주어야 한다.

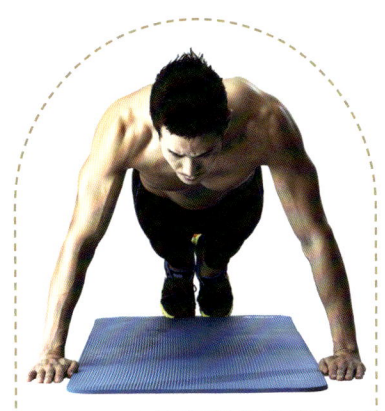

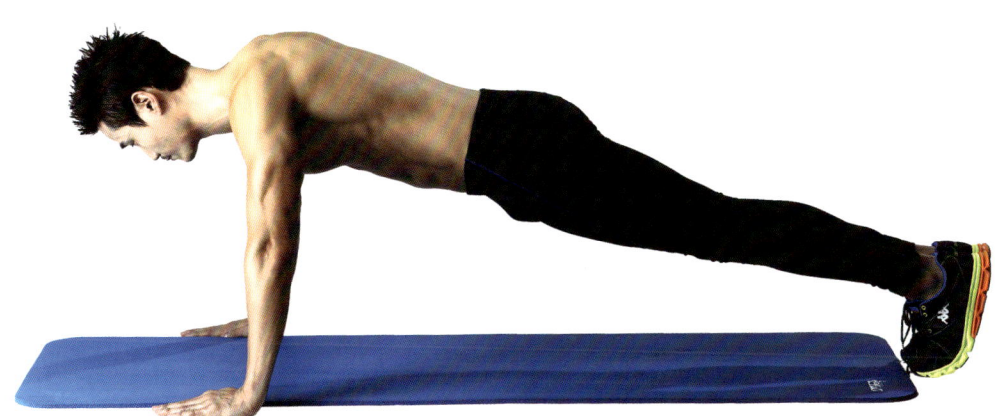

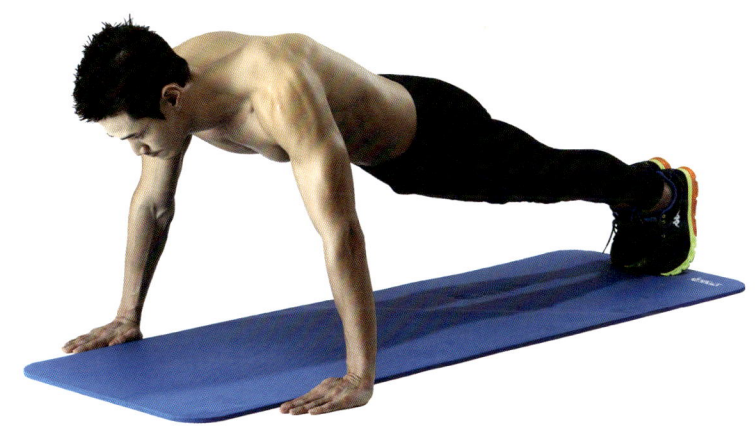

PART 01 팔굽혀펴기 워밍업

02 굽힘 자세

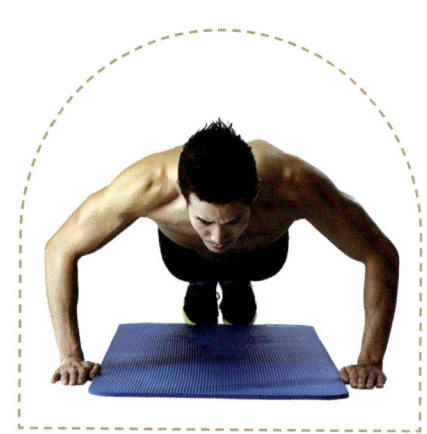

1

팔꿈치의 각도는 어깨 선상이 아니라 조금 더 내려주어 약 45도 각도까지 내려주는 것이 좋다. 현재 가슴 근육이 사용되는지 인식하면서 머리에서 발뒤꿈치까지 일직선으로 몸을 내린다.

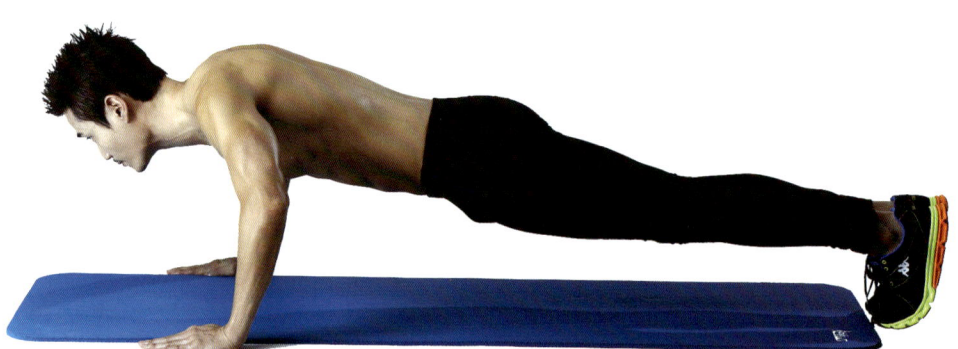

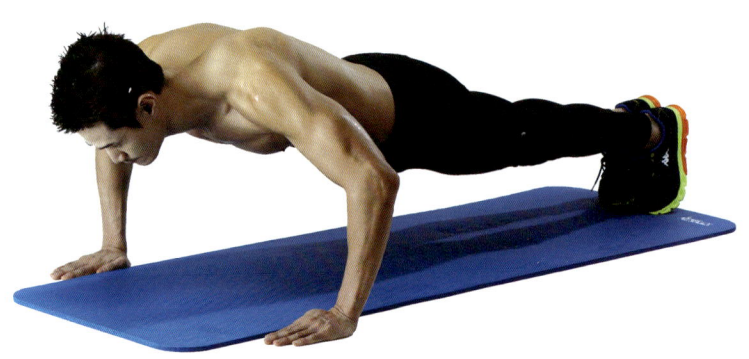

2

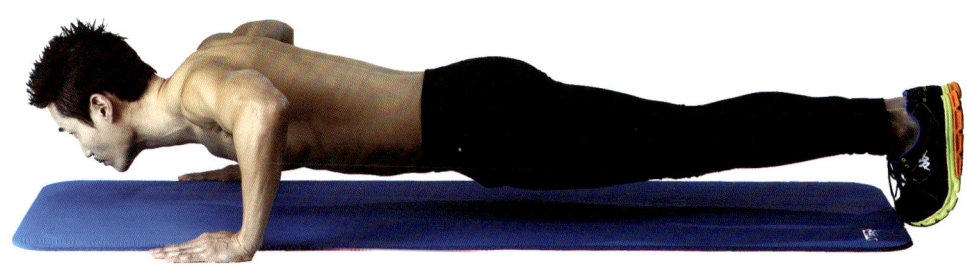

90도
땅과 수평

팔을 굽히는 정도는 어깨선과 머리가 일자가 되도록 하는 것이 좋으며 턱이 바닥에 닿을 정도까지 내린다. 팔을 굽히면서 숨을 들이마시고, 일자가 되지 않아도 되니 정면에서 보면 M자형 자세가 되도록 한다. 가슴에 자극이 많이 가도록 하려면 바닥에 가슴이 가까운 상태에서 2~3초간 멈추는 것이 좋다.

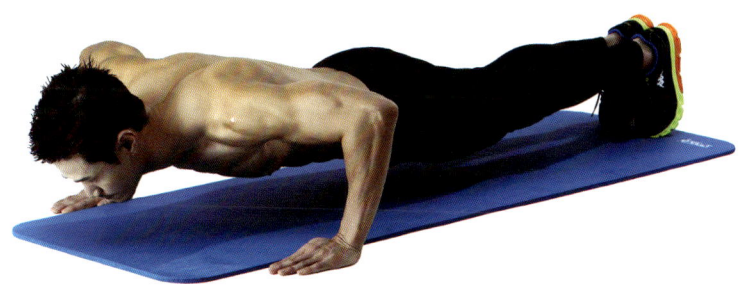

03 펴는 자세

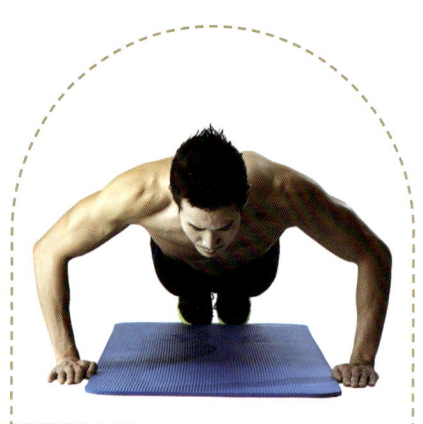

1 바닥에 엎드려 누운 상태에서 겨드랑이에 힘을 주며 가슴을 모아주는 느낌으로 팔을 펴준다. 그대로 팔꿈치를 펴고 몸을 올리되 손을 밖으로 빼지 말고 가슴을 이용해서 천천히 올라간다.

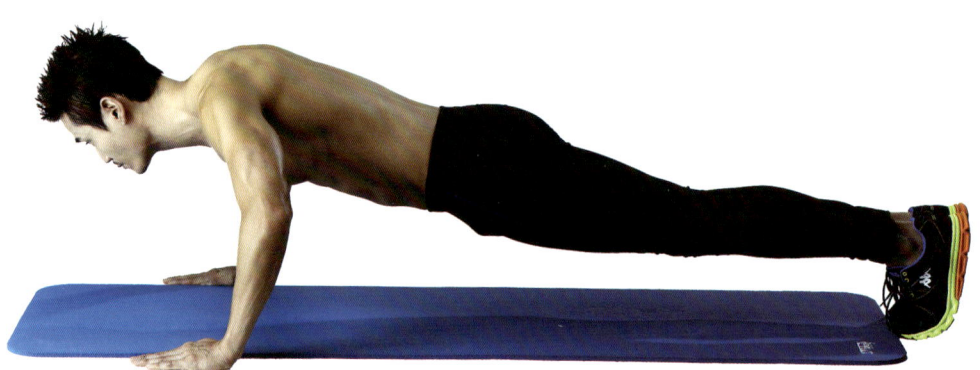

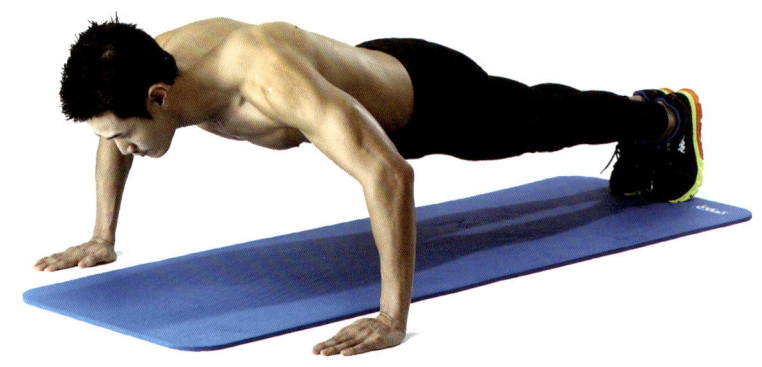

2 힘을 빼며 위로 올라올 때 숨을 내뱉어준다. 다시 기본자세로 돌아가는 것인데 정면에서 보면 V자 자세가 된다.

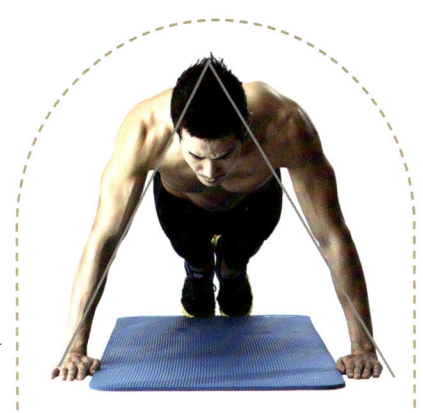

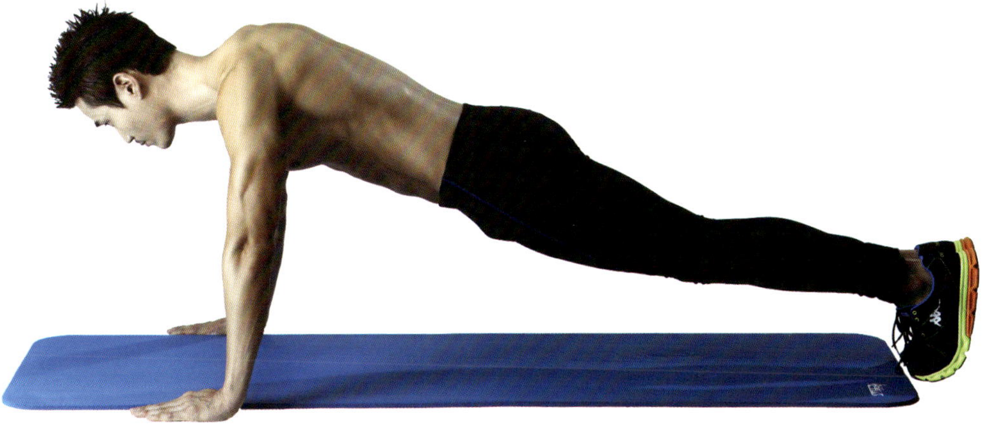

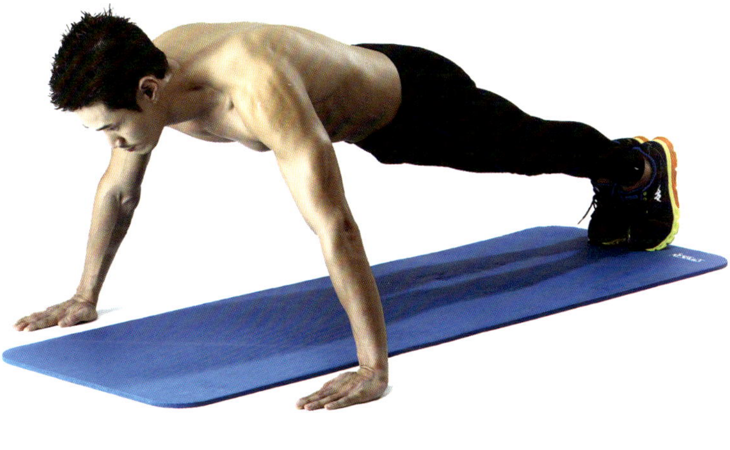

PART 01 팔굽혀펴기 워밍업

04 꾸준히 그리고 **매일** 한다

팔굽혀펴기는 매일 꾸준히 하는 것이 좋으며, 팔굽혀펴기 개수 또한 조금씩 늘려가서 몸이 적응할 수 있도록 하는 게 제일 좋다. 쉽게 말해서 시간이 될 때마다 반복적으로 진행해 주는 것이 가장 좋다. 반복할 땐 어깨와 팔의 힘이 아니라 가슴과 등에 힘으로 집중하면 훨씬 더 많이 할 수 있다. 이렇게 팔굽혀펴기 효과를 보기 위해서는 〈PART 3〉에 나오는 팔굽혀펴기 프로그램에 따라 진행하는 것이 좋다.

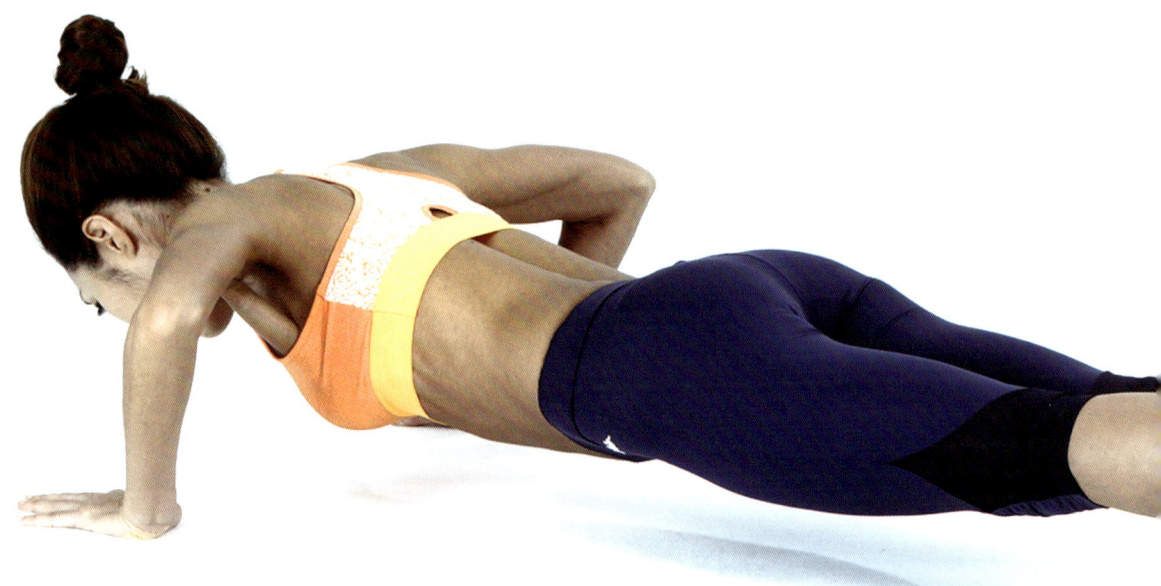

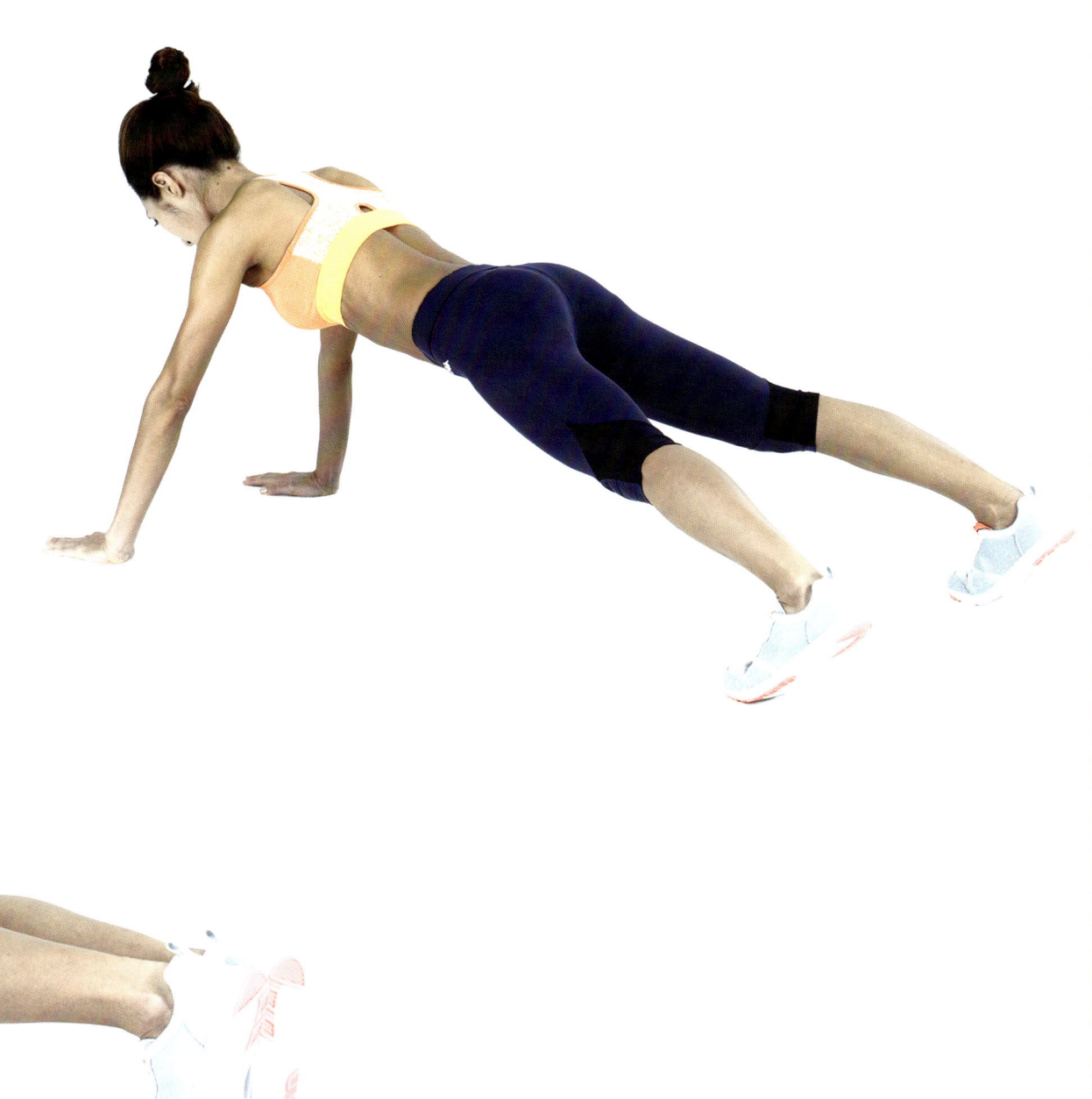

SECTION 07

초보자를 위한 팔굽혀펴기 자세

팔굽혀펴기를 처음 시작하는 사람이거나 팔의 근력이 약한 사람은 팔굽혀펴기 한 개를 하기도 쉽지 않다. 좀 더 쉽게 팔굽혀펴기를 시작하려면 팔에 힘이 들어가는 정도를 약한 정도에서 강한 정도로 올려주는 게 좋다. 여기에서는 팔의 근력이 약한 사람도 쉽게 할 수 있는 팔굽혀펴기 방법을 살펴보겠다. 또한, 팔굽혀펴기할 때 너무 갑작스럽게 많은 양을 하는 것보다 조금씩 양을 늘려가는 것이 좋다.

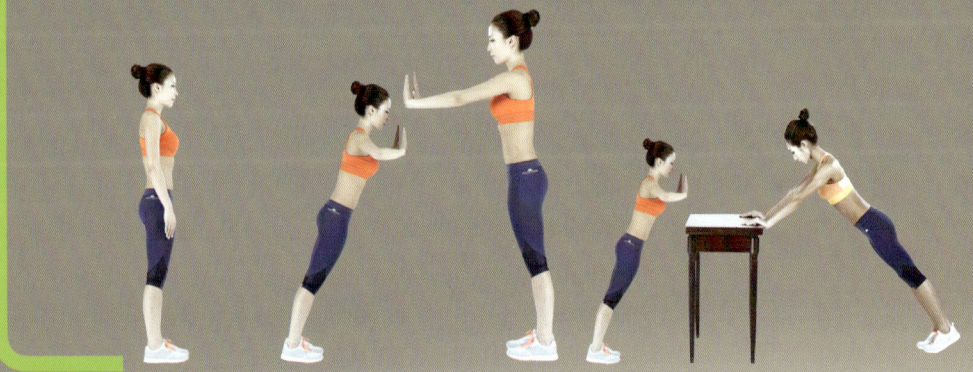

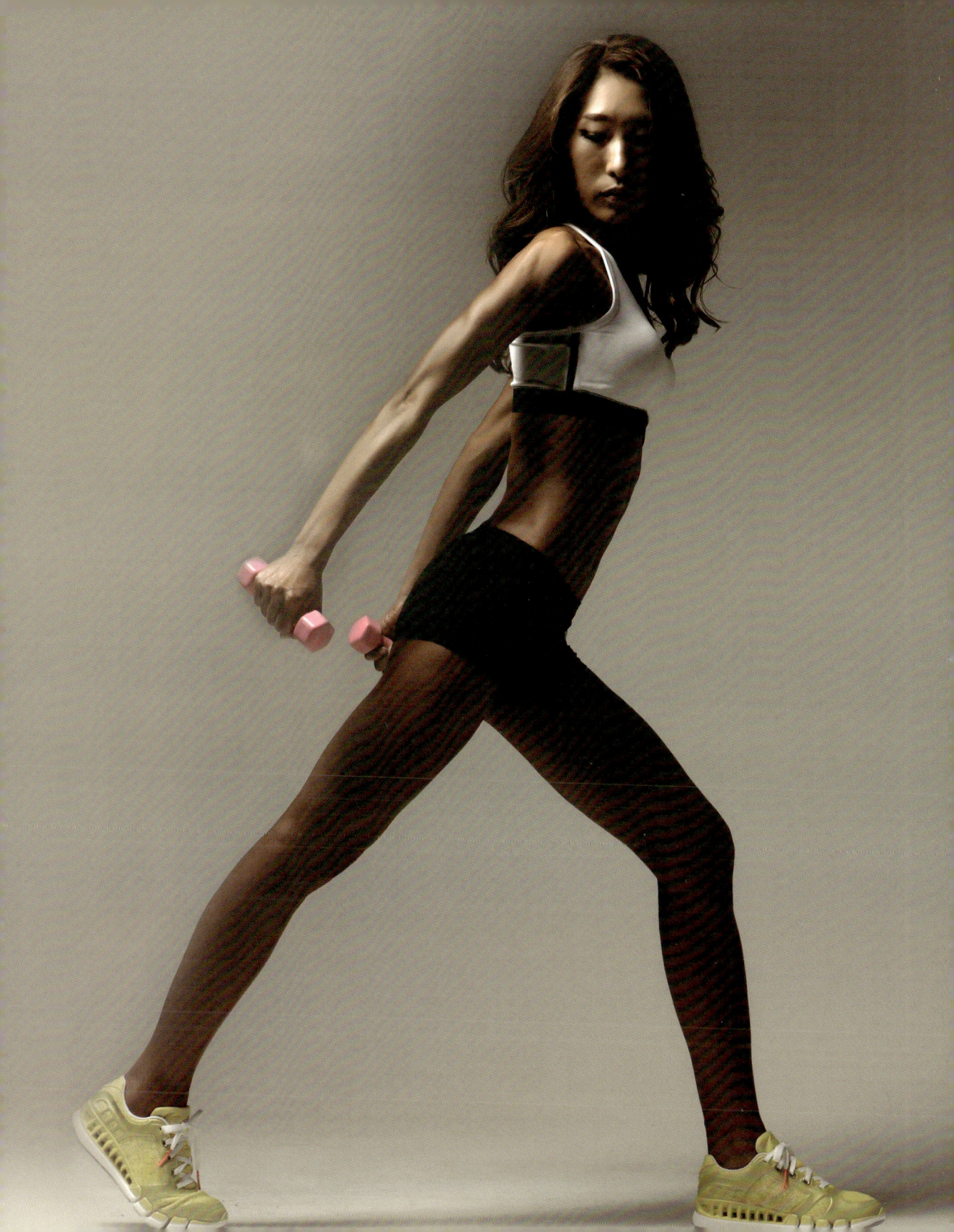

01

벽 잡고 팔굽혀펴기

팔굽혀펴기를 처음 하는 사람이나 노약자, 팔굽혀펴기 초보자나 여성이 가장 먼저 접근하기 좋은 팔굽혀펴기 초보 동작이다. 벽에 가까울수록 쉬워지고 멀수록 근력이 필요하므로 가깝게 진행하다가 나중에 점점 더 멀리 떨어져 진행하는 것이 좋다.

1 벽 앞에 1미터 정도의 거리를 두고 선 후, 팔은 어깨너비만큼 벌리고 손바닥을 벽에 댄다.

2 발이 미끄러지지 않도록 하고 서서히 팔꿈치를 구부려 몸을 앞으로 기울인다. 이때 가해지는 강도를 느낀 후 좀 더 강한 자극을 받고 싶다면 벽과의 거리를 늘린다.

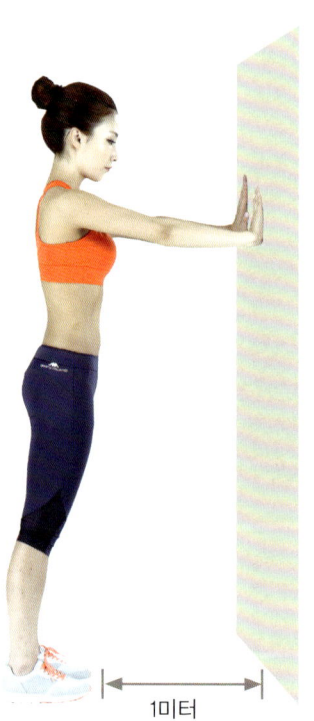

1미터

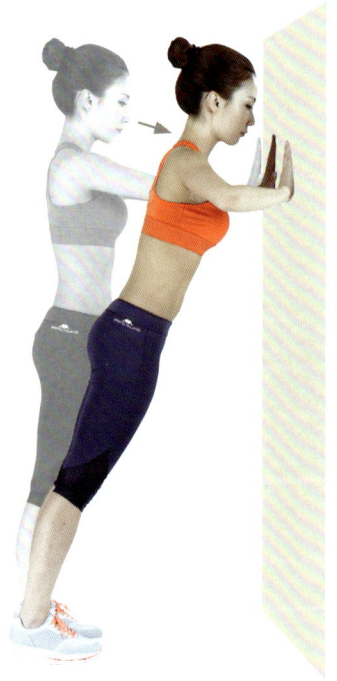

3 팔을 펴서 몸을 벽에서 떨어지게 한다. 이때 발이 미끄러지지 않게 주의하고 시선은 정면 벽을 향해 고정한다.

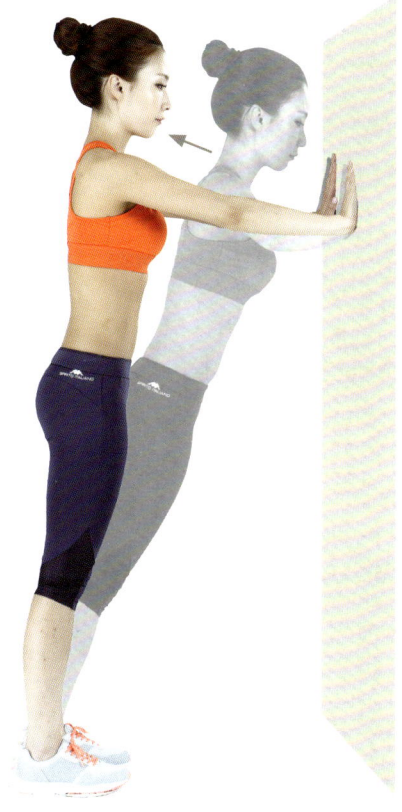

4 반복해서 진행한다.

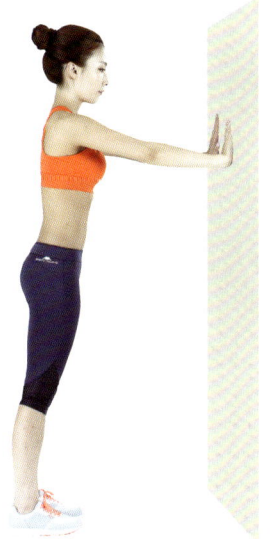 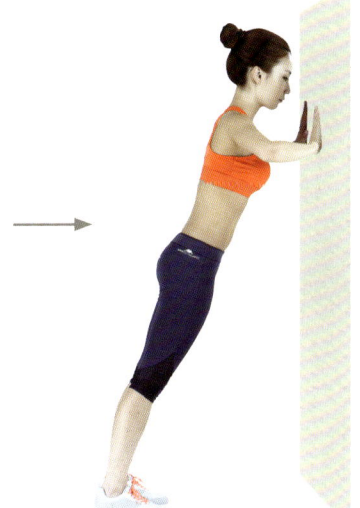 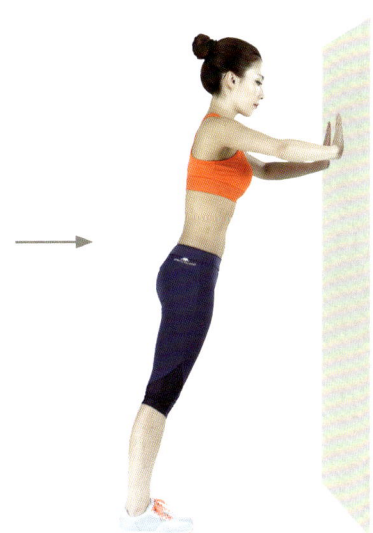

02

테이블 짚고 팔굽혀펴기
Incline Push up

근력이 약하거나 팔굽혀펴기를 처음 시작하는 초보자, 여성들에게 좋은 방법이다. 근력이 약한 사람과 여성은 정확한 자세로 팔굽혀펴기를 하기가 어려운데 인클라인 푸쉬업(Incline Push up)은 다리보다 손바닥을 더 높게 해서 테이블을 짚고 팔굽혀펴기를 하므로 다리가 체중 대부분을 차지하여 일반 팔굽혀펴기보다 쉽다.

1 다리를 어깨너비로 벌리고 테이블에서 1.5미터 정도 떨어져 선다.

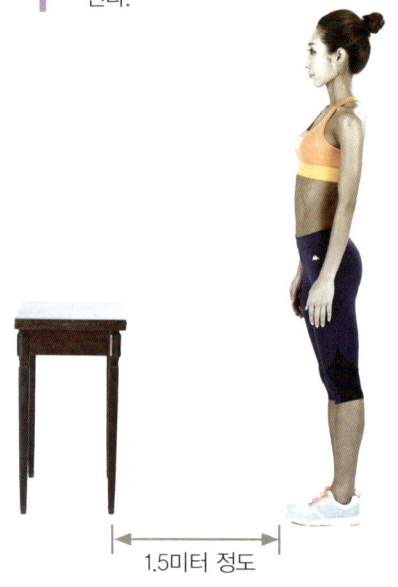

2 왼발을 뻗고 팔을 어깨높이보다 조금 아래로 뻗어 손바닥으로 테이블 모서리 끝쪽을 짚는다.

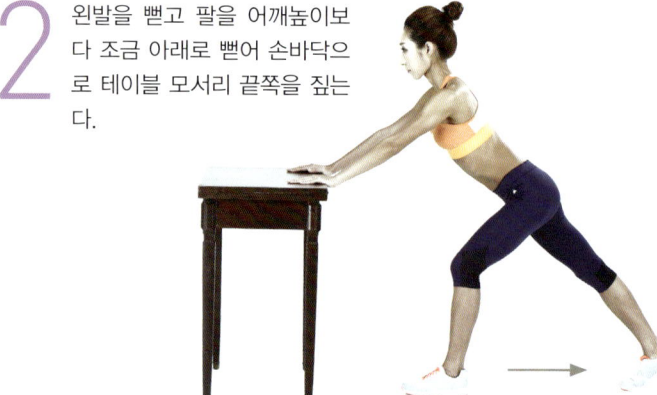

3 다시 발을 뻗어 몸을 대각선으로 평행하게 한다.

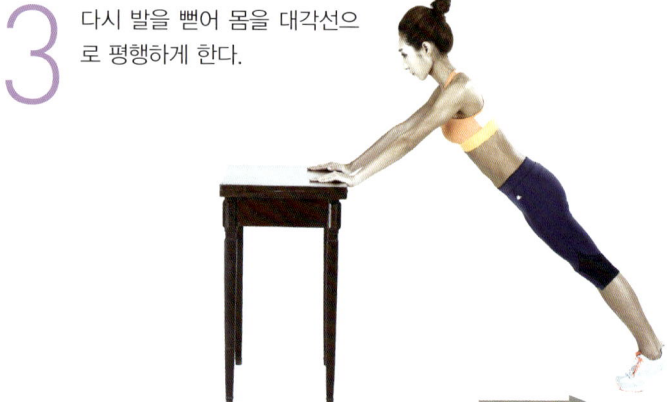

4 팔을 굽혀 몸을 테이블에 거의 닿을 정도로 내린다. 이때 체중을 최대한 팔에 실어 근육을 키워준다.

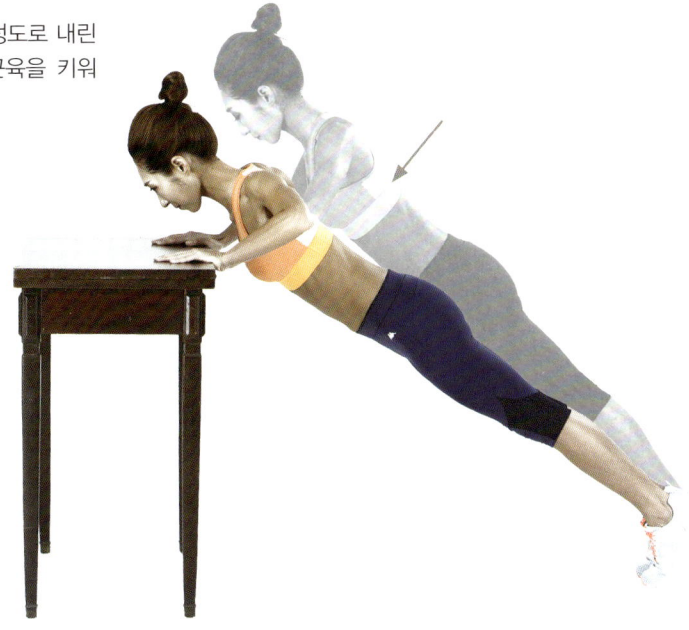

5 팔을 펴서 몸을 테이블에서 멀어지게 한다. 조금 숙련이 되면 가슴을 내린 상태에서 3초간 멈춘 뒤 힘차게 상체를 올리면 강한 자극을 받을 수 있다.

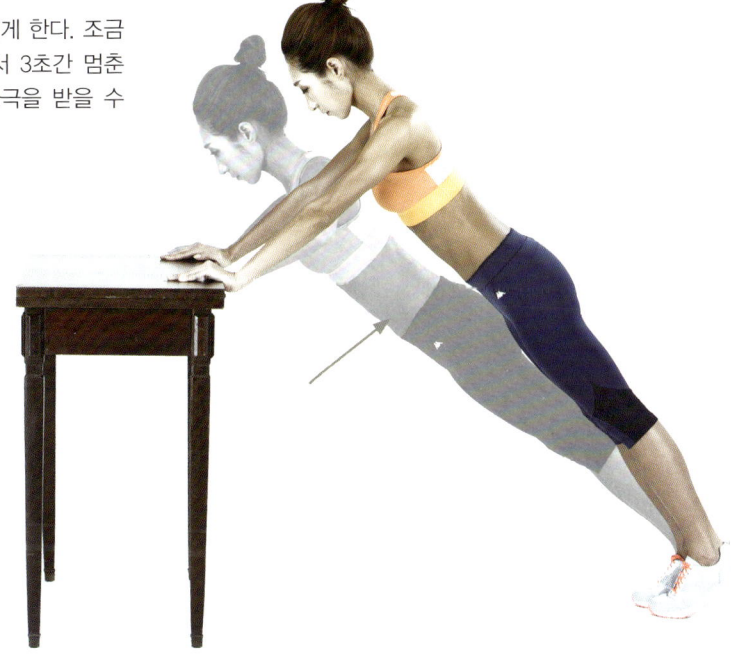

03

의자 짚고
팔굽혀펴기
Incline Push up

역시 근력이 약하거나 팔굽혀펴기를 처음 시작하는 초보자, 여성들에게 좋은 방법이다. 근력을 키우거나 가슴 아래쪽 근육을 단련할 때 이용하며 의자에 손을 대고 몸을 지탱해서 팔굽혀펴기하면 된다. 근력에 따라 의자, 볼, 난간 등 높이를 조절하여 팔굽혀펴기한다. 이때 낮은 물건일수록 난이도가 어렵다.

1

다리를 어깨너비로 벌리고 의자에서 1.5미터 정도 떨어져 선다.

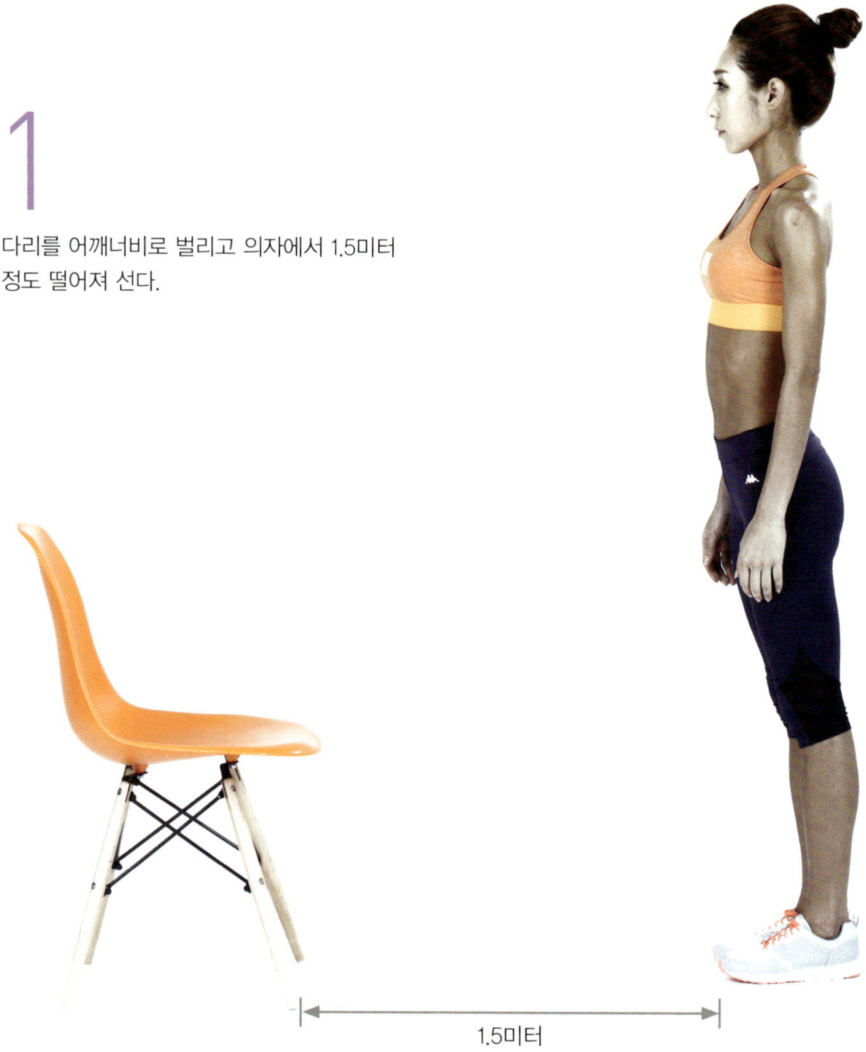

1.5미터

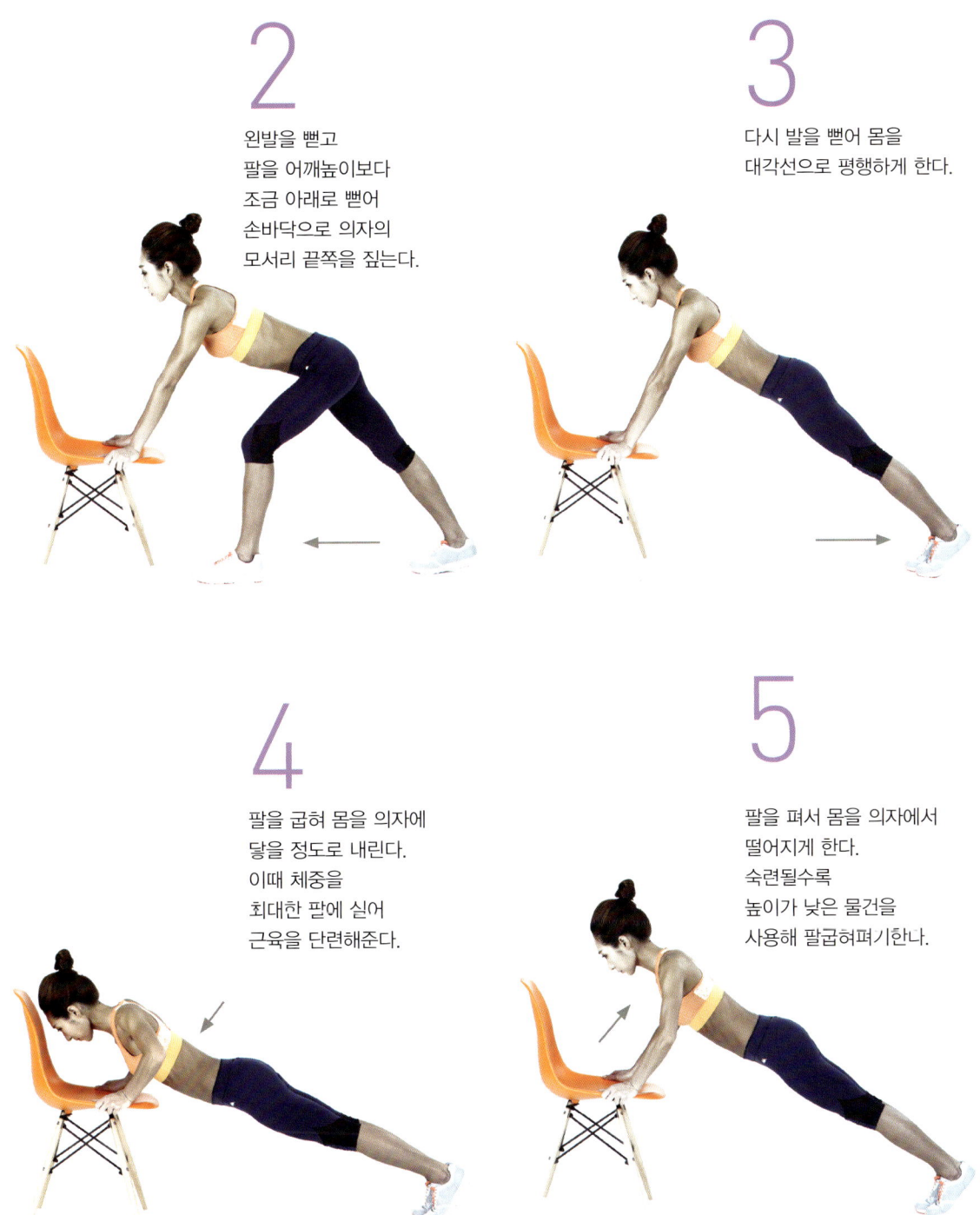

2
왼발을 뻗고
팔을 어깨높이보다
조금 아래로 뻗어
손바닥으로 의자의
모서리 끝쪽을 짚는다.

3
다시 발을 뻗어 몸을
대각선으로 평행하게 한다.

4
팔을 굽혀 몸을 의자에
닿을 정도로 내린다.
이때 체중을
최대한 팔에 실어
근육을 단련해준다.

5
팔을 펴서 몸을 의자에서
떨어지게 한다.
숙련될수록
높이가 낮은 물건을
사용해 팔굽혀펴기한다.

04
무릎 대고 팔굽혀펴기
Knee Push up

무릎 대고 팔굽혀펴기 자세 또한 근력이 부족한 사람이 하기 좋은 팔굽혀펴기로 테이블 짚고 팔굽혀펴기를 하는 사람이나 여자라도 무난하게 할 수 있는 팔굽혀펴기다. 상체 전반에 균형 잡힌 몸매를 만들어 줄 수 있을 뿐만 아니라 초보자나 여성도 안전하고 효과적으로 상체를 단련할 수 있는 팔굽혀펴기 자세다.

1 매트에 무릎을 대고 선다.

2 어깨너비로 팔을 벌려 손바닥을 매트에 대고 엎드린다.

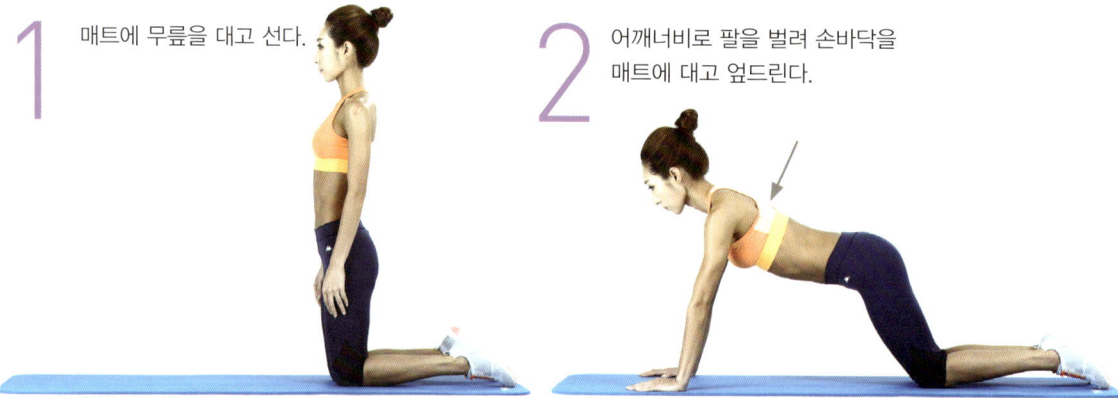

3 발바닥이 하늘을 향하게 해서 발을 서로 꼬아 주고 두 팔을 곧게 편 상태로 상체에 긴장을 준다.

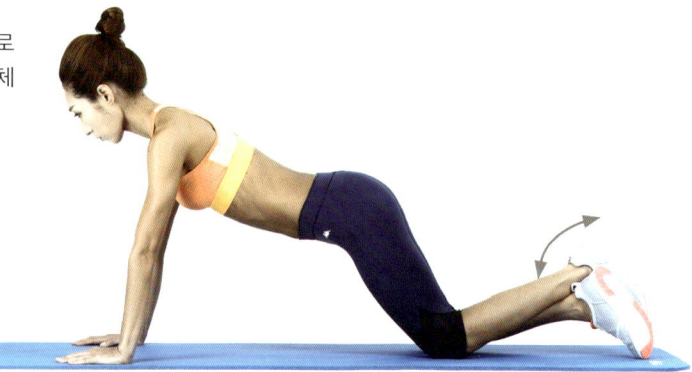

4 팔꿈치가 90도가 되도록 상체를 매트에 가까이 숙이되 팔꿈치가 몸의 바깥 방향을 향하도록 한다.

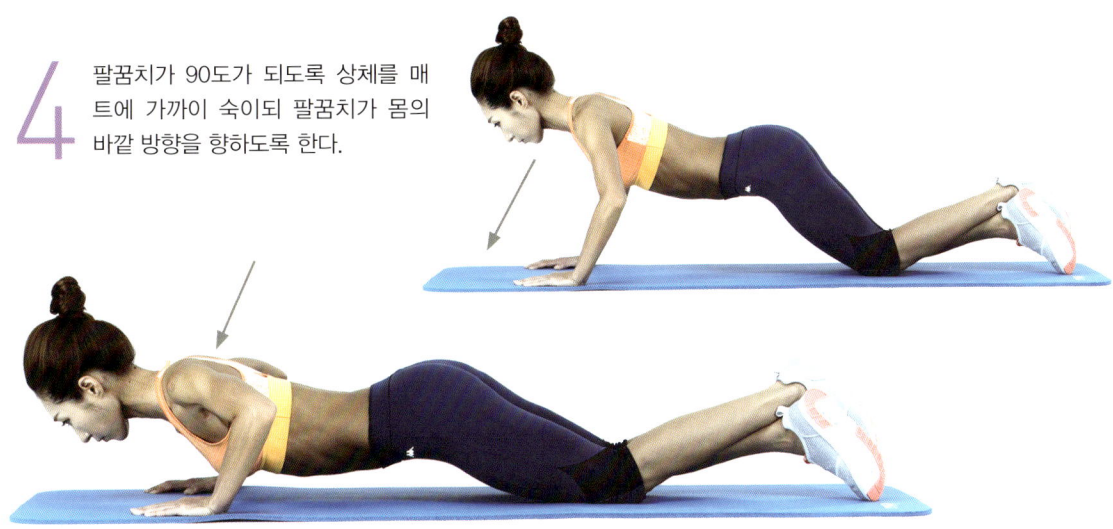

5 가슴과 복부에 힘을 주고 팔꿈치를 밀어주면서 몸을 들어 올린다. 동작을 반복하되 팔을 좁게 하면 가슴근육에 좀 더 자극을 줄 수 있다.

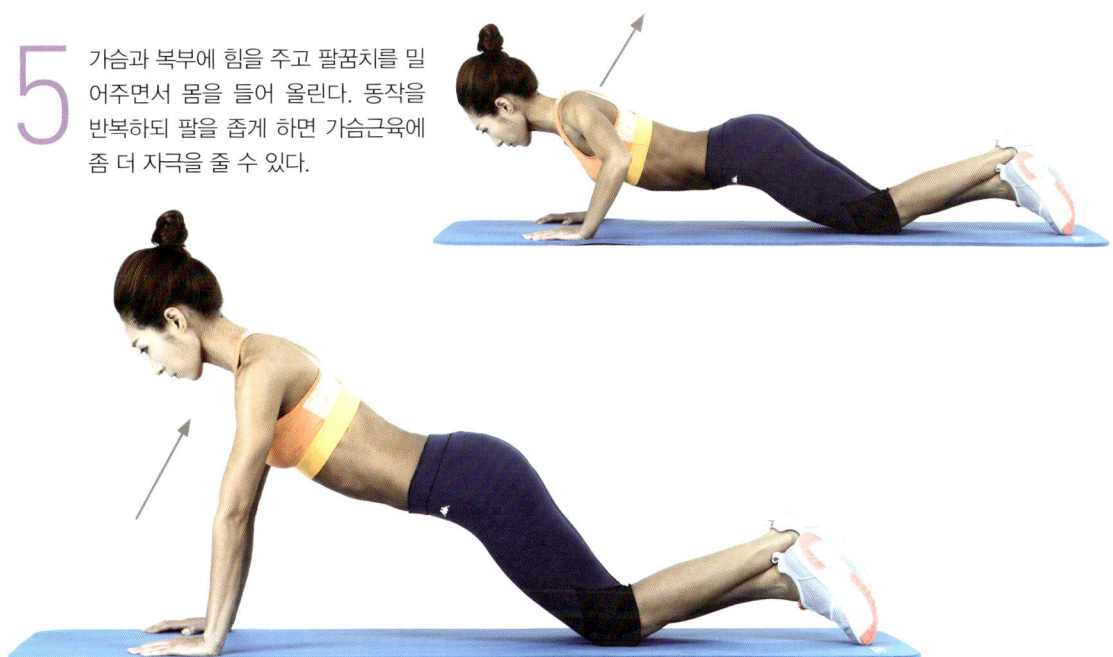

근육을 키워주는 다양한 팔굽혀펴기

무작정 팔굽혀펴기를 한다고 해서 자신이 원하는 부위에 근육이 만들어지고 살이 빠지는 것은 아니다. 팔굽혀펴기는 단순해 보이지만 다양한 자세의 변화에 따라 다양한 운동 자극을 줄 수 있기 때문에 자신이 만들고 싶은 부위에 근육을 만들기 위해서는 팔굽혀펴기 자세 또한 자신에게 맞는 것을 찾아서 할 필요가 있다. 〈PART 2〉에서는 자신이 원하는 부위에 근육을 만드는 팔굽혀펴기 방법에 대해 알아보자.

PART

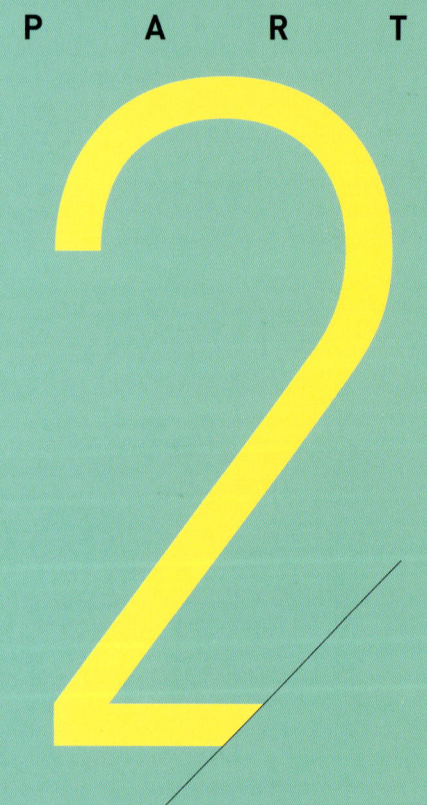

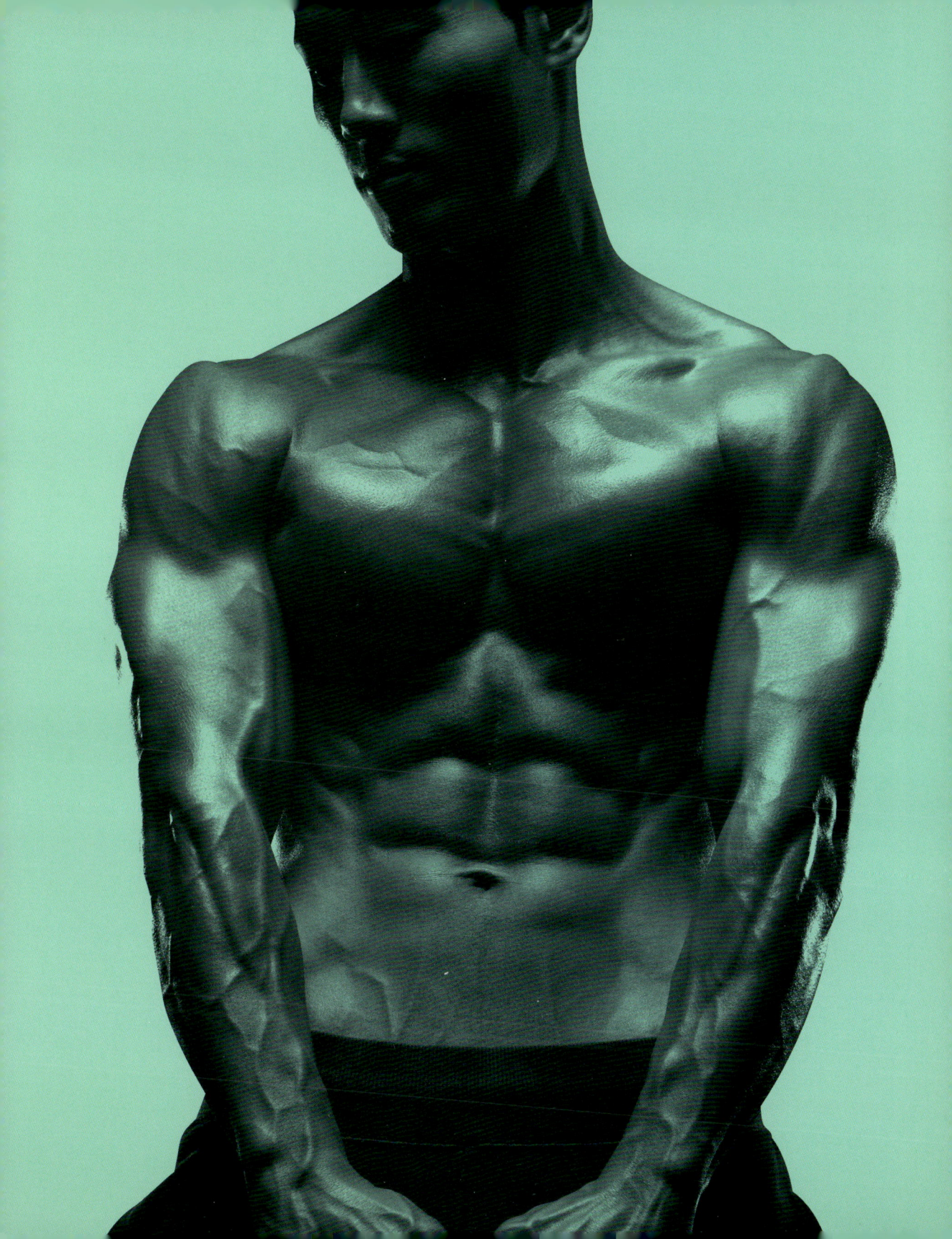

SECTION 01

팔굽혀펴기 사이드 점프
Push up Side Jump

효과 이두근, 삼각근, 승모근 등 팔과 어깨근육

팔굽혀펴기 사이드 점프는 상체 근력을 키워주면서 동시에 체지방 연소에 효과적인 운동이다. 팔굽혀펴기 동작을 통해 상체의 근력을 강화하고 점프 동작으로 칼로리 소모를 높이는 효과가 있다. 상체가 비만한 경우, 상체근육 운동 후 이 동작을 하면 빠른 시간 안에 체지방을 없앨 수 있다.

1 양손을 어깨너비보다 넓게 벌려 바닥을 짚고 다리를 모아 팔굽혀펴기 자세를 만든다.

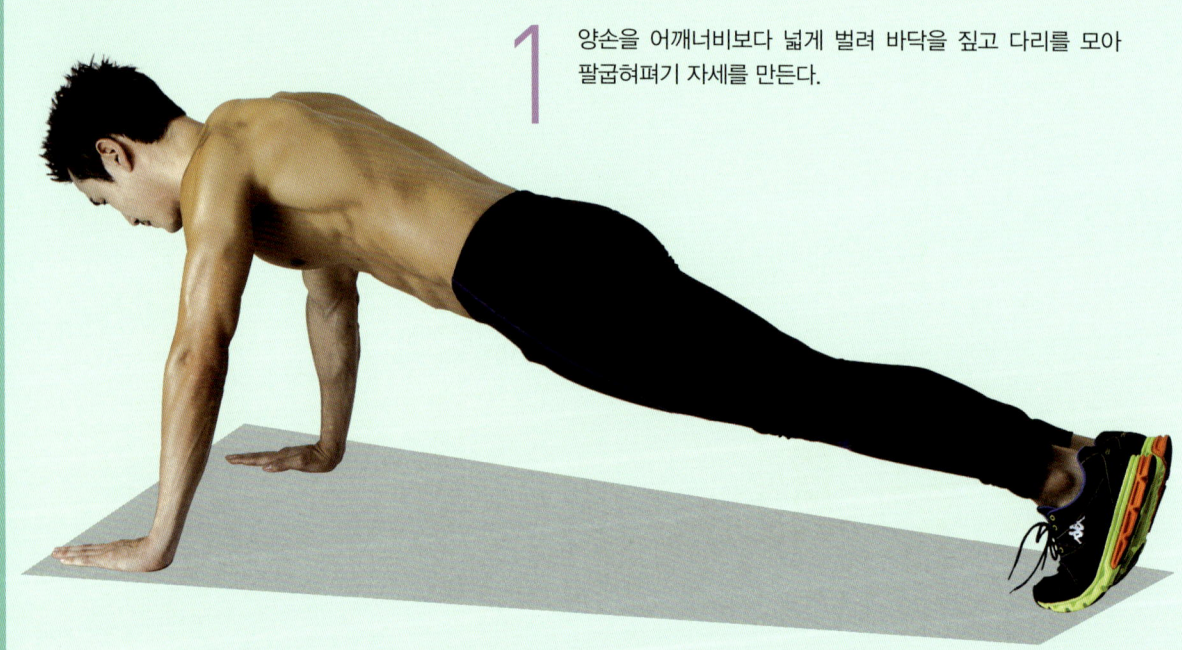

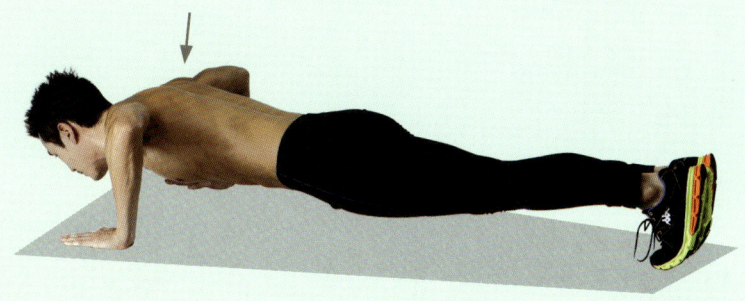

2 숨을 들이마시며 가슴에 힘을 주고 팔꿈치를 몸 바깥쪽으로 향하게 하고 굽힌다.

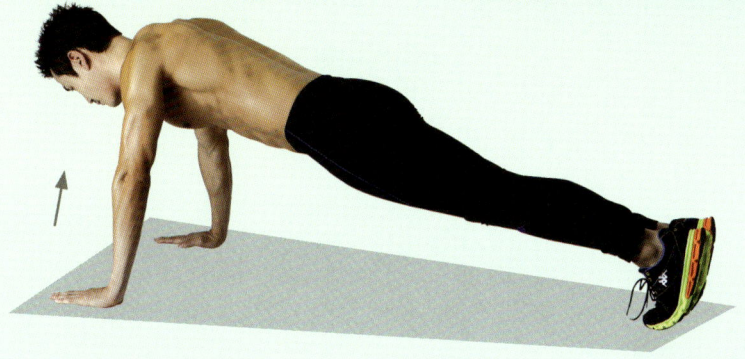

3 숨을 내쉬면서 팔꿈치를 천천히 펴서 몸을 들어 올린다.

4 복부에 힘을 주고 두발을 양쪽으로 점프하면서 벌려준다. 이때 상체의 중심이 흔들리지 않도록 한다.

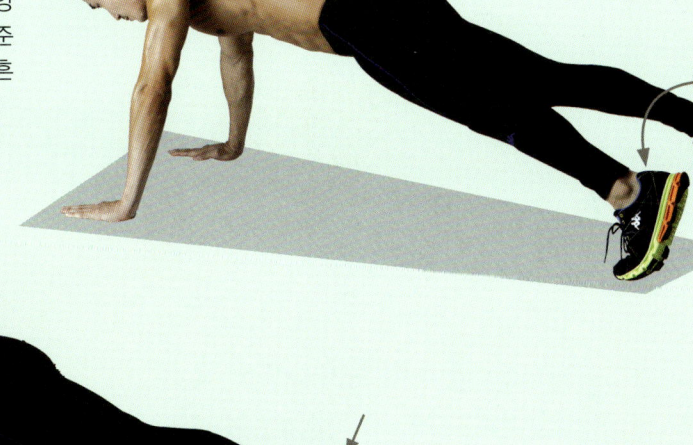

5 다시 점프하면서 두 발을 모아준다. 동작을 반복한다.

SECTION 02

주먹 쥐고 팔굽혀펴기

효과 손목 부담 완화

팔굽혀펴기를 지속해서 하다 보면 손목에 무리가 오는 경우가 있다. 그러한 경우 무리하지 않고 팔굽혀펴기를 계속해 효과를 얻는 방법이 주먹 쥐고 팔굽혀펴기다. 물론 손목이 아프다면 팔굽혀펴기를 하지 않는 것이 좋다. 손바닥 대신 주먹을 쥐고 하는 팔굽혀펴기는 기본적인 팔굽혀펴기에 비해 손목의 부담을 완화할 수 있다. 주먹을 쥔 후 손바닥이 안쪽을 향하게, 손등 부분이 바깥쪽을 향하게 한 후 11자로 팔을 위치시킨다. 기본적인 팔굽혀펴기와 다른 점은 없으며 바닥에 가슴이 닿을 듯 말 듯한 지점까지 천천히 몸을 내린 후 강하게 바닥을 밀어준다는 마음으로 몸을 올려준다.

1 머리부터 발끝까지 몸의 수평을 유지하며 기본 팔굽혀펴기 자세를 취한다. 손바닥 대신 주먹을 쥔다. 이때 주먹은 11자 모양으로 바닥에 대고 주먹의 방향은 손바닥 방향이 몸 안쪽을 향하도록 한다.

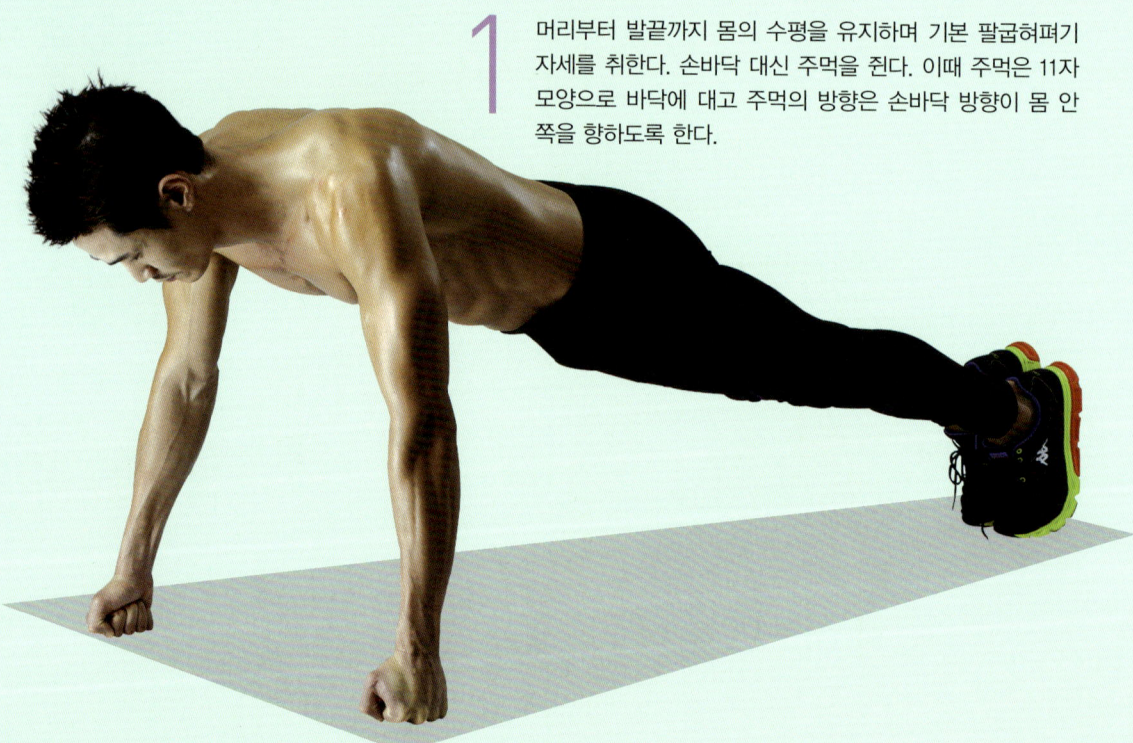

2 몸은 수평을 유지한 채 숨을 내쉬면서 팔꿈치를 굽혀주되 몸통에 밀착시킨다.

3 몸을 수평으로 유지한 채 숨을 들이마시면서 팔꿈치를 다시 쭉 편다.

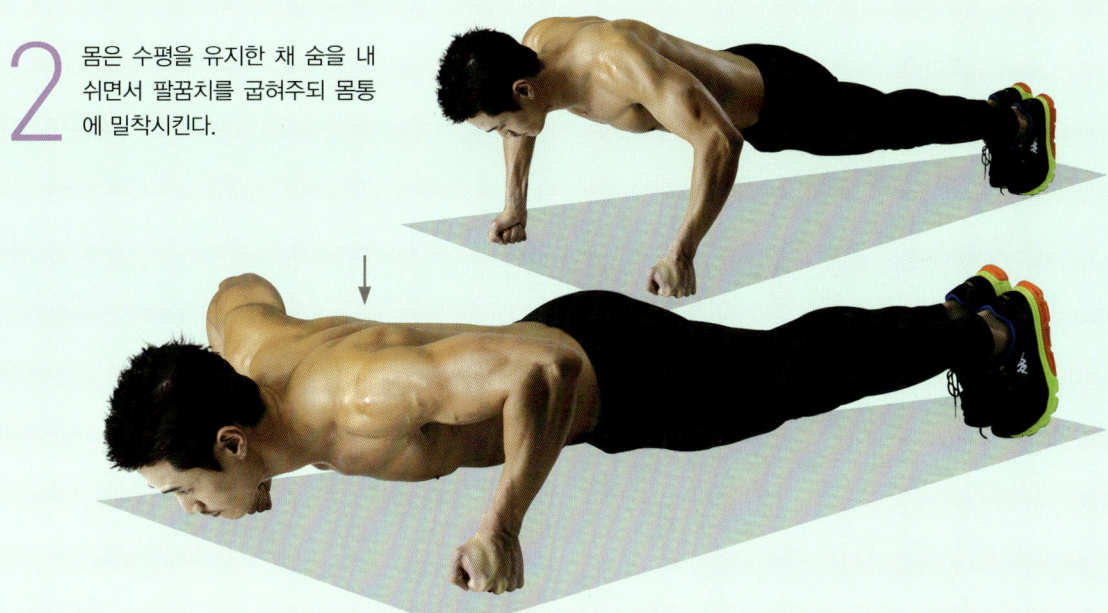

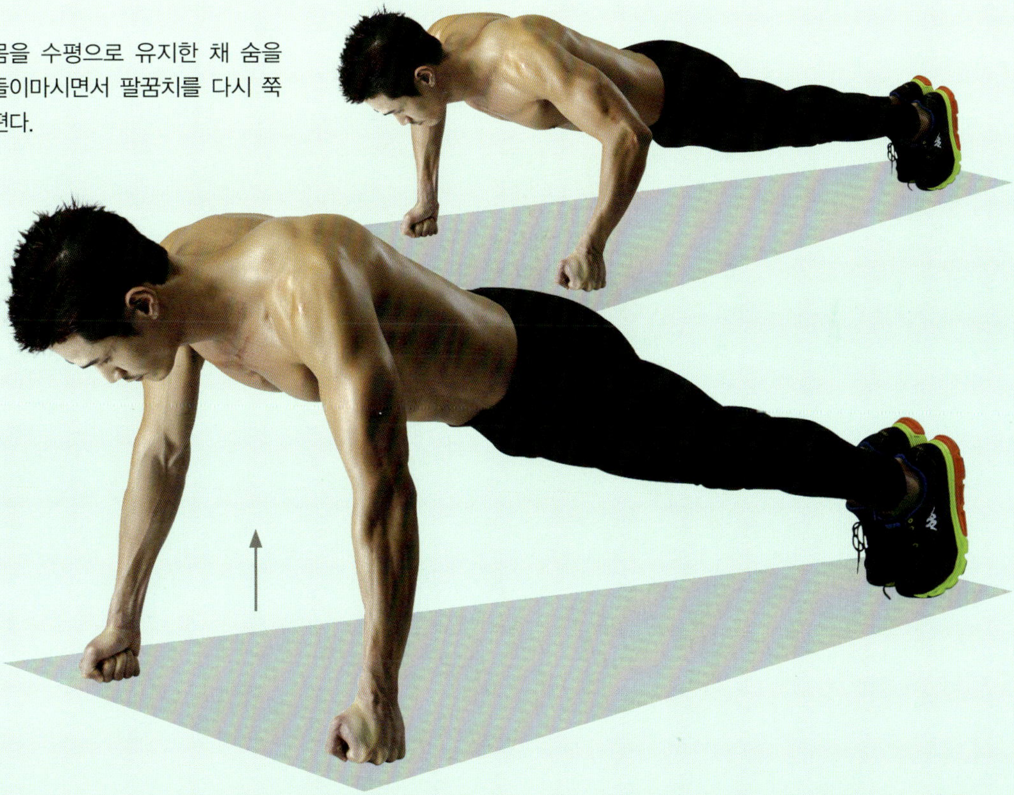

SECTION 03

손가락을 이용한 **팔굽혀펴기**

효과 가슴근육, 손목, 팔뚝의 근력 강화

손가락을 이용한 팔굽혀펴기는 손가락을 펼쳐 손가락의 힘만으로 바닥을 지탱한다. 이때 양손의 거리는 어깨너비보다 조금 넓게 선다. 팔굽혀펴기가 어려울 때는 발을 모아주는 것이 좋고 익숙해지면 발을 다시 정상적으로 벌려서 진행한다.

1. 팔굽혀펴기 자세를 취한다. 몸은 수평을 유지하되 손바닥 대신 다섯손가락을 바닥에 댄다.

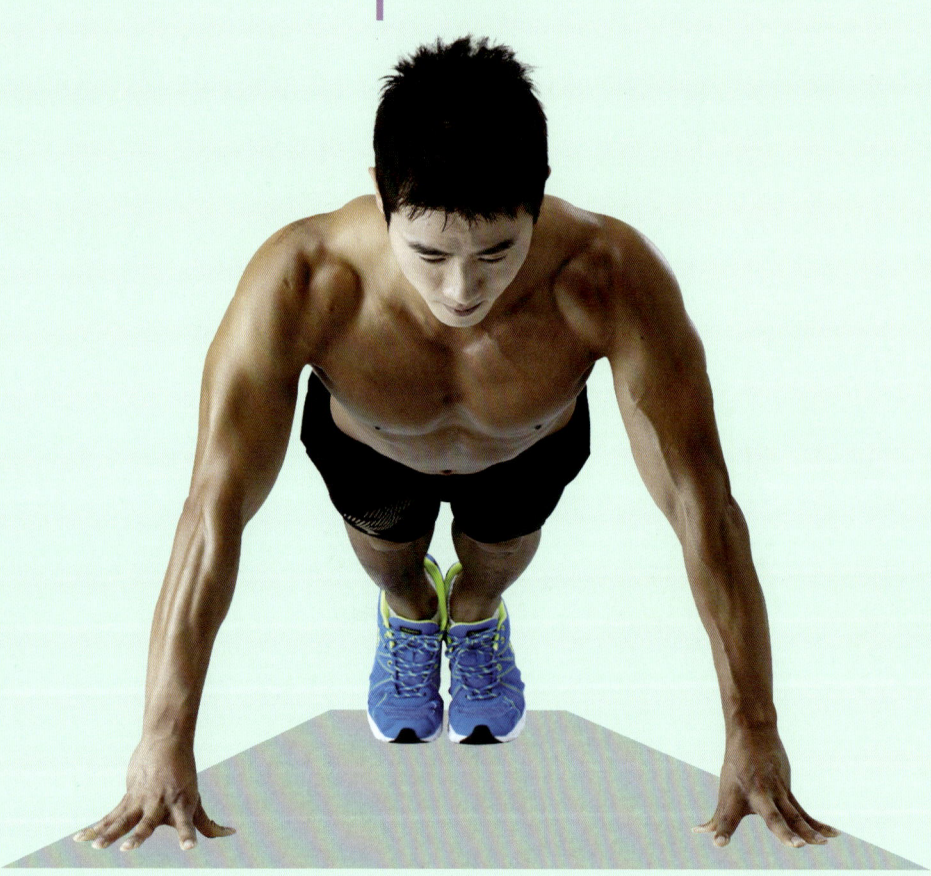

2 몸을 수평으로 유지한 채 숨을 내쉬면서 바닥에서 10센티미터 정도가 될 때까지 팔꿈치를 굽혀준다. 이때 팔꿈치는 몸통에 반드시 붙인다.

10센티미터

3 몸을 수평으로 유지한 채 숨을 들이마시면서 팔꿈치를 다시 쭉 편다. 동작을 반복한다.

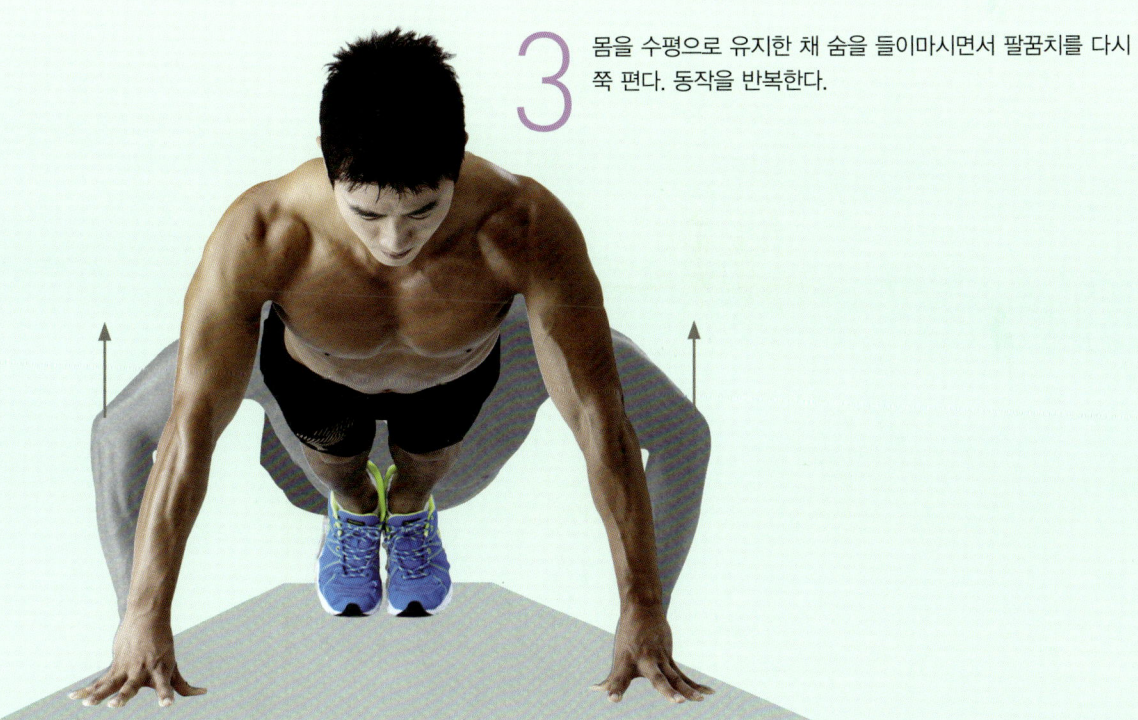

PART 02 근육을 키워주는 다양한 팔굽혀펴기

SECTION 04

어깨 넓게 팔굽혀펴기
Wide Stance Push up

효과 대흉근 중앙, 삼각근, 가슴외곽근육

어깨 넓게 팔굽혀펴기(Wide Stance Push up)는 삼각근, 가슴외곽근육, 어깨근육을 발달시킬 수 있는 팔굽혀펴기 자세로 손가락을 쭉 피고 팔을 어깨너비보다 많이 벌려준다. 어깨를 넓게 벌리기 때문에 몸을 많이 내리면 내릴수록 가슴과 어깨 근육을 만드는데 더욱 효과적이다. 근력이 아직 부족한 사람은 지면보다 약간 높은 곳에 팔을 올리고 실시하는 것이 좋은데 근력에 따라 팔의 높이를 조절하는 것이 좋다.

1 무릎을 굽히고 손바닥을 어깨보다 한 뼘 정도 더 벌려 바닥에 댄다. 손을 넓게 펼치면 대흉근을 집중단련 할 수 있다.

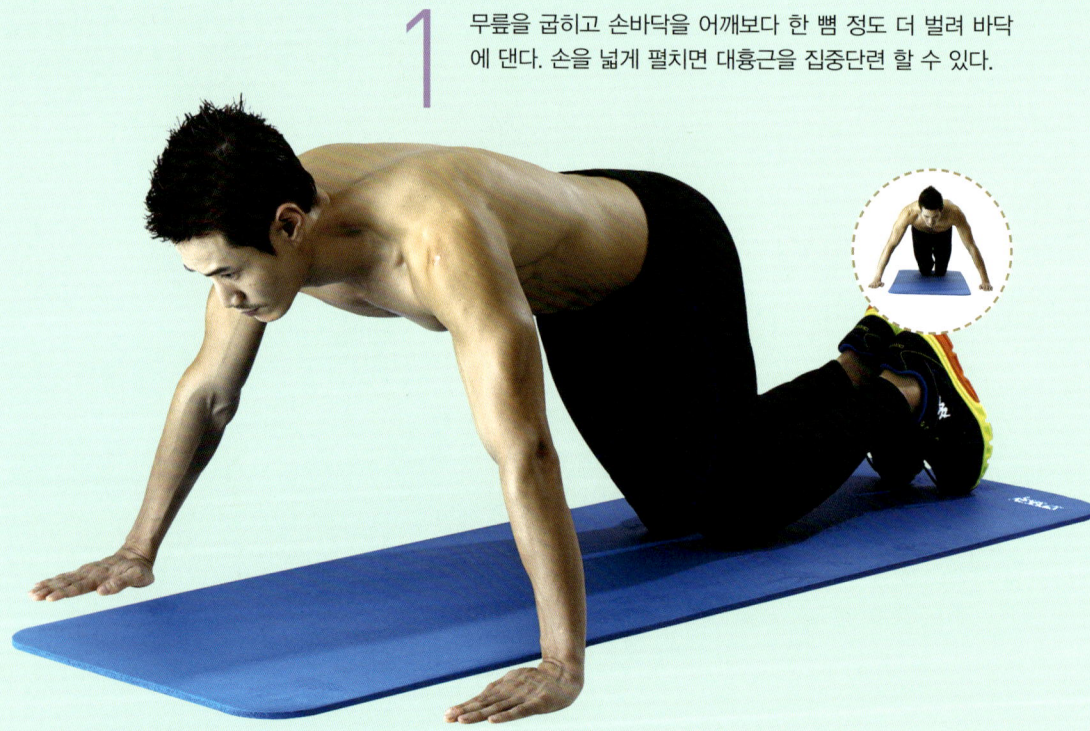

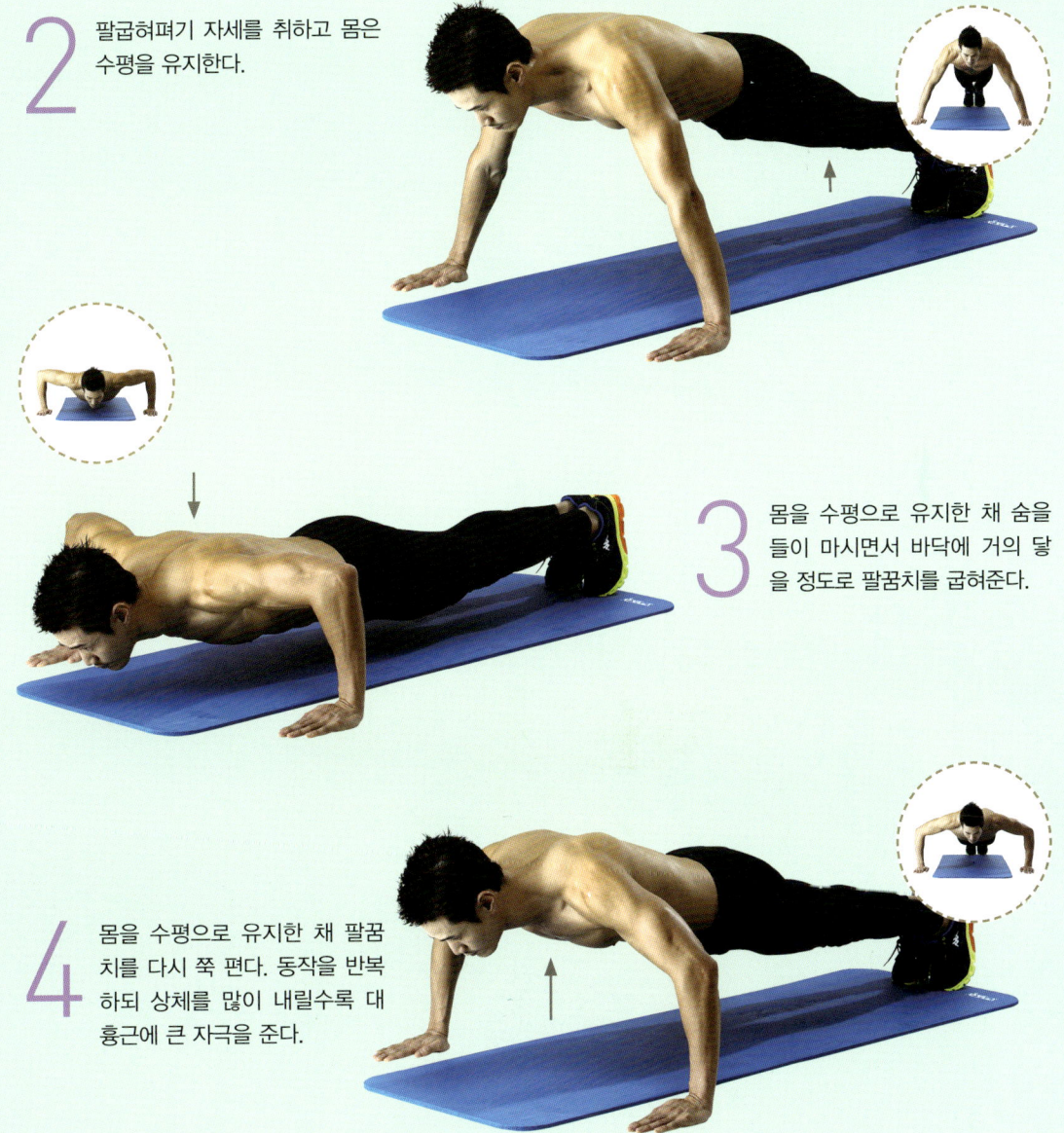

2 팔굽혀펴기 자세를 취하고 몸은 수평을 유지한다.

3 몸을 수평으로 유지한 채 숨을 들이 마시면서 바닥에 거의 닿을 정도로 팔꿈치를 굽혀준다.

4 몸을 수평으로 유지한 채 팔꿈치를 다시 쭉 편다. 동작을 반복하되 상체를 많이 내릴수록 대흉근에 큰 자극을 준다.

SECTION 05

어깨 좁게 팔굽혀펴기
Narrow Stance Push up

효과 이두박근, 삼두박근, 삼각근

어깨를 좁게 하는 팔굽혀펴기(Narrow Stance Push up)는 일명 다이아몬드 팔굽혀펴기라 부른다. 가슴근육을 발달시킬 수 있는 팔굽혀펴기 자세로 손가락을 쭉 피고 양손을 가까이해 세모 모양으로 손바닥을 바닥에 댄다. 양손의 위치를 가까이하되 팔꿈치는 반드시 몸통에 밀착시켜야 한다. 몸을 많이 내리면 내릴수록 가슴과 삼두, 이두 근육에 자극을 증가시키고 삼각근도 자극된다.

1 팔굽혀펴기 자세를 취하고 몸은 수평을 유지하되 팔은 어깨보다 한 뼘 정도 좁게 한다. 바닥에 대는 손바닥의 모습은 삼각형으로 댄다.

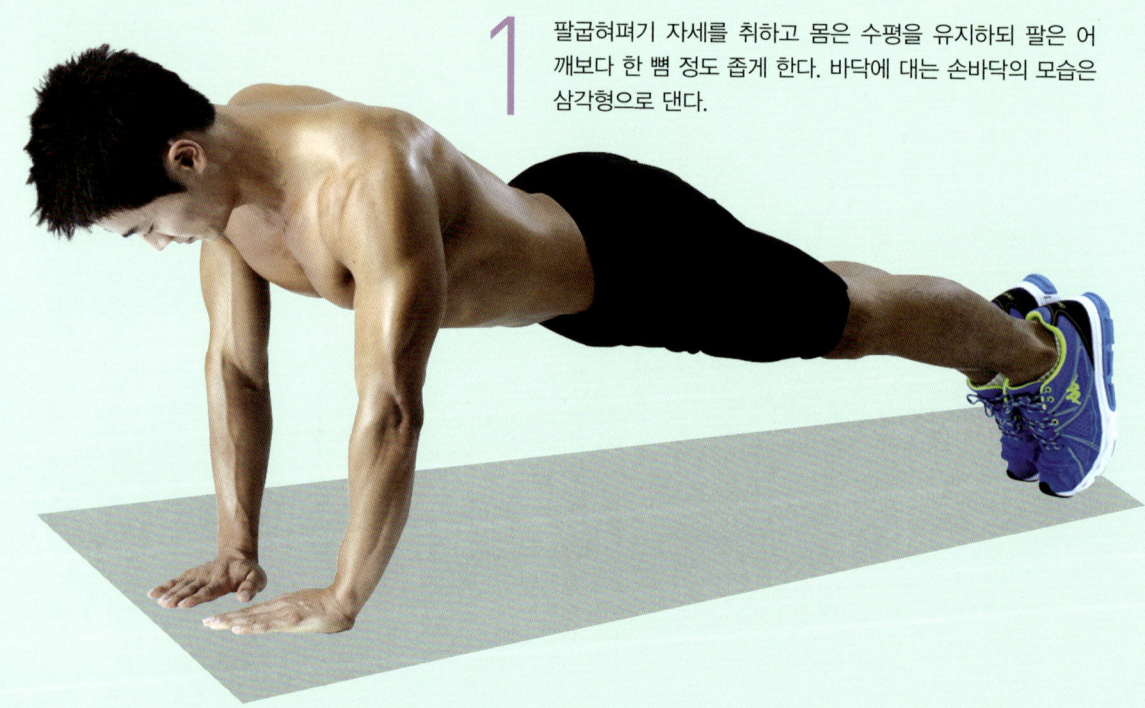

2 몸을 수평으로 유지한 채 숨을 들이 마시면서 바닥에 거의 닿을 정도로 팔꿈치를 굽혀준다.

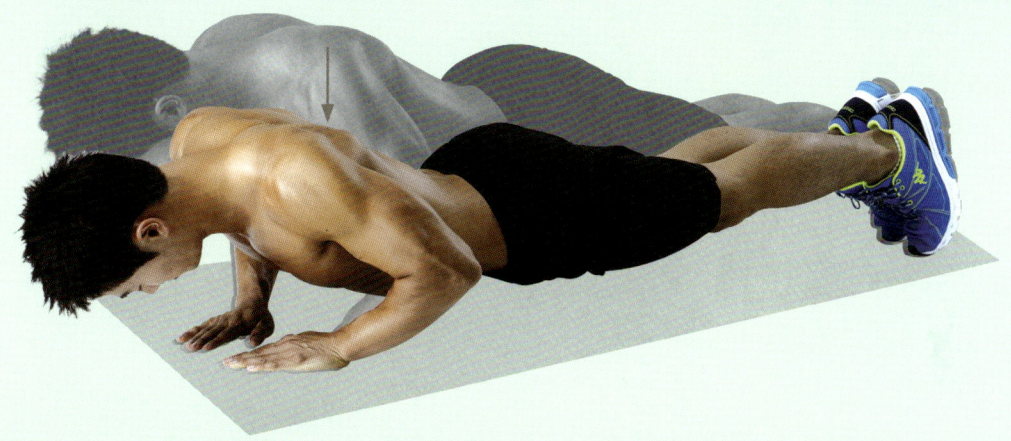

3 몸을 수평으로 유지한 채 팔꿈치를 다시 쭉 편다. 동작을 반복한다.

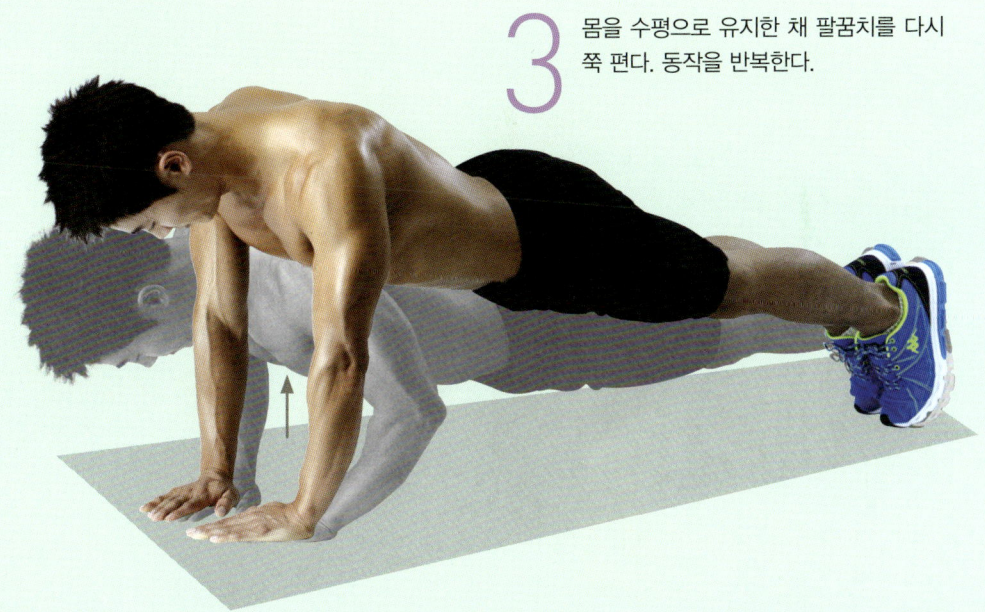

SECTION 06

팔 좁게 팔굽혀펴기
Close-hand Push up

효과 삼두근

양손을 어깨너비보다 좁게 벌리고 땅을 짚어 실시하는 팔굽혀펴기(Close hand)로 기본적인 팔굽혀펴기에 비해 삼두근이 발달하며 바닥에 가슴이 닿을 듯 말 듯한 지점까지 천천히 몸을 내린 후 강하게 바닥을 밀어준다는 마음으로 몸을 올려준다. 어깨를 좁게 하는 팔굽혀펴기(Narrow Stance Push up)가 손의 모양을 사선으로 바닥에 대는 데 비해 팔 좁게 팔굽혀펴기는 손바닥을 평행한 상태로 유지하되 너비만 좁게 선다.

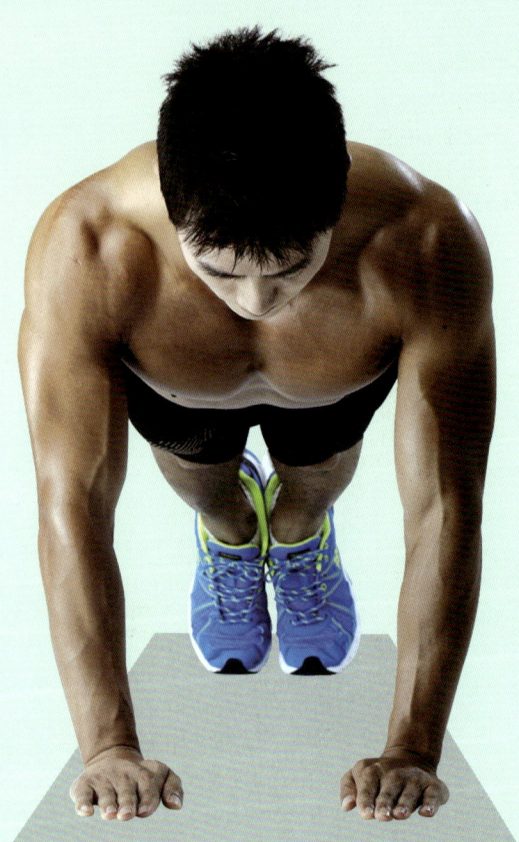

1 팔굽혀펴기 자세를 취하고 몸은 수평을 유지하되 손바닥을 한 뼘 정도 좁게 한다. 이때 손바닥은 11자 모양으로 댄다.

2
몸을 수평으로 유지한 채 숨을 들이 마시면서 바닥에 거의 닿을 정도로 팔꿈치를 굽혀준다.

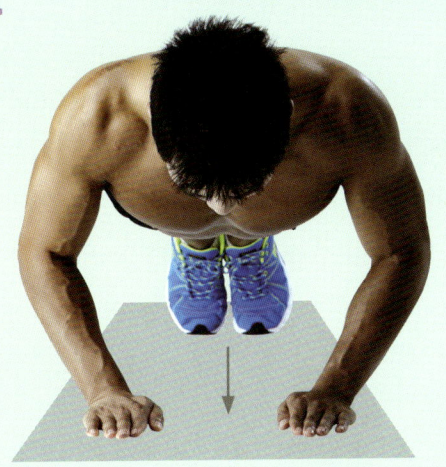
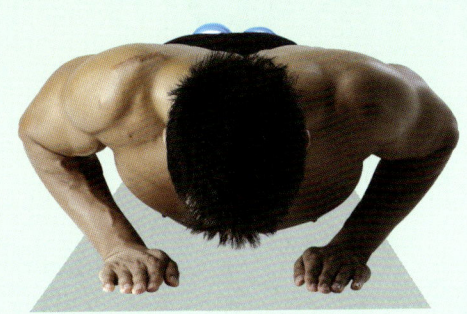

3
몸을 수평으로 유지한 채 팔꿈치를 다시 쭉 편다. 이때 바닥을 강하게 밀어 몸을 올려준다는 마음으로 운동한다. 동작을 반복한다.

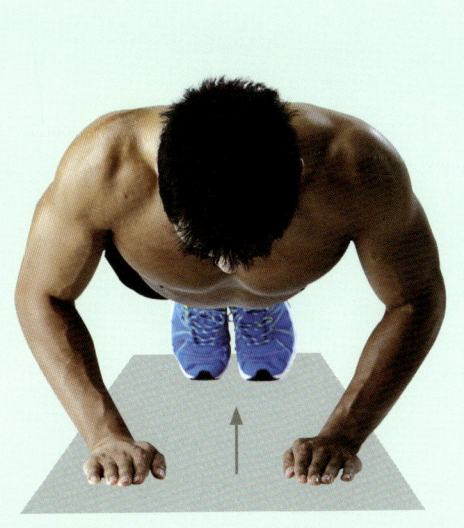
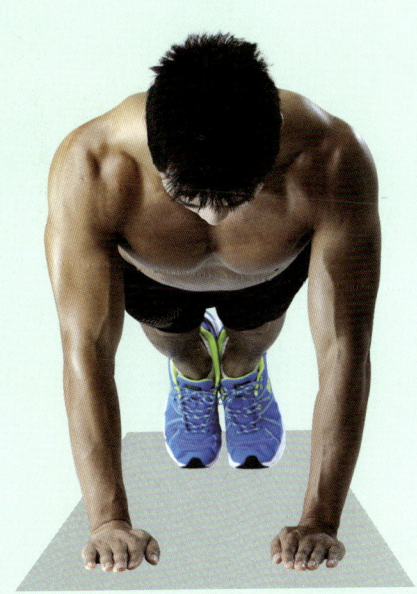

SECTION 07

보수 볼 짚고 팔굽혀펴기

효과 승모근

팔굽혀펴기에 변화를 주는 방법으로 불안정한 바닥을 이용하면 균형을 잡기 위해 날개뼈를 잡아주는 근육인 승모근의 활성화가 증가한다. 그렇지만 바닥이 불규칙하므로 부상에 주의하도록 한다. 근육에 강한 자극을 주기 위해서는 보수 볼보다는 차라리 발을 높은 곳에 두고 손은 바닥에 두고 하는 디클라인 푸쉬업을 하는 것이 좋다.

1 무릎을 구부리고 양손으로 볼을 감싸 쥐고 몸을 수평으로 뻗어 팔굽혀펴기 자세를 취한다. 이때 몸은 머리부터 발끝까지 일직선 자세를 취하고 발꿈치는 들어준다.

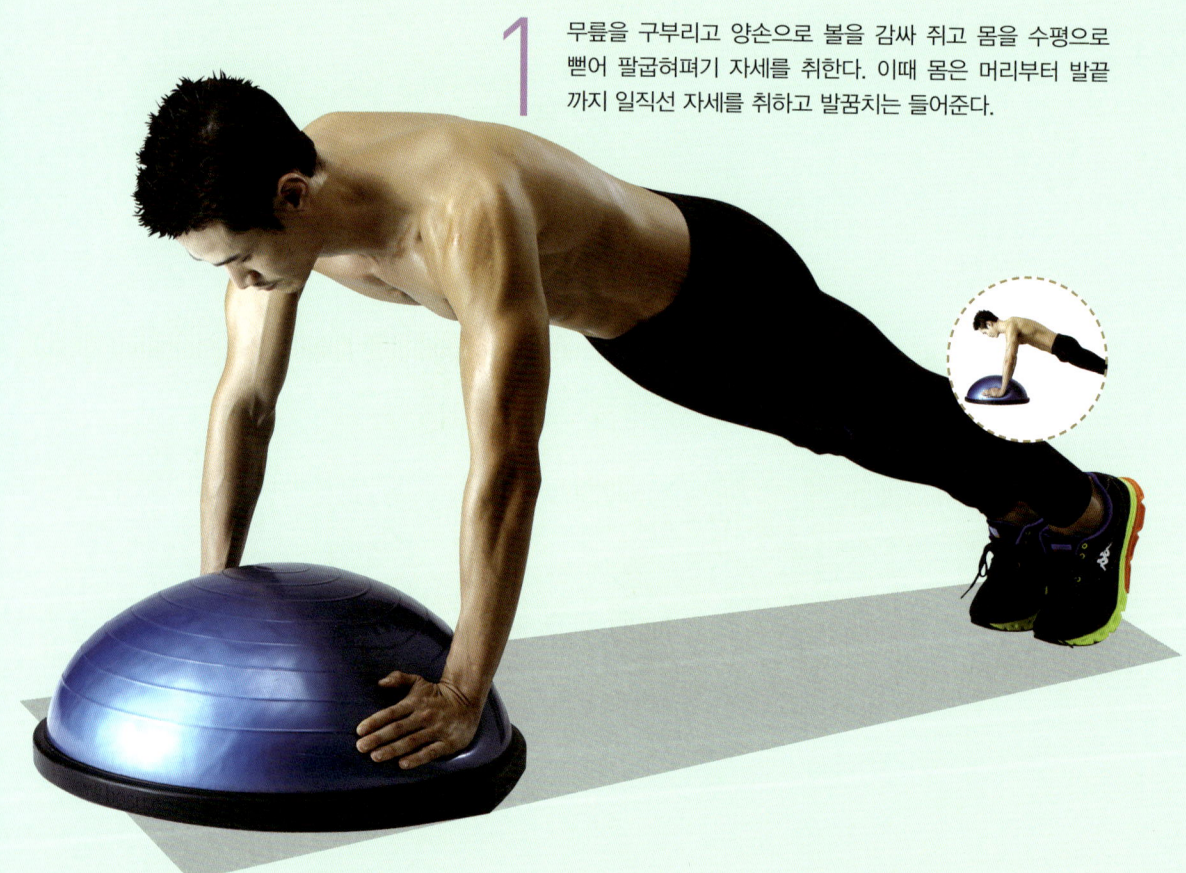

2 팔을 굽혀 몸을 바닥으로 내린다. 이때 체중을 팔에 최대한 실어 근육을 키워준다.

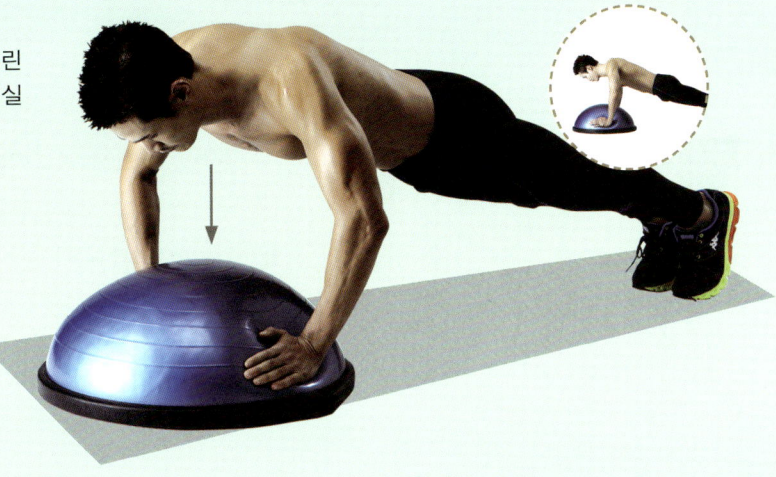

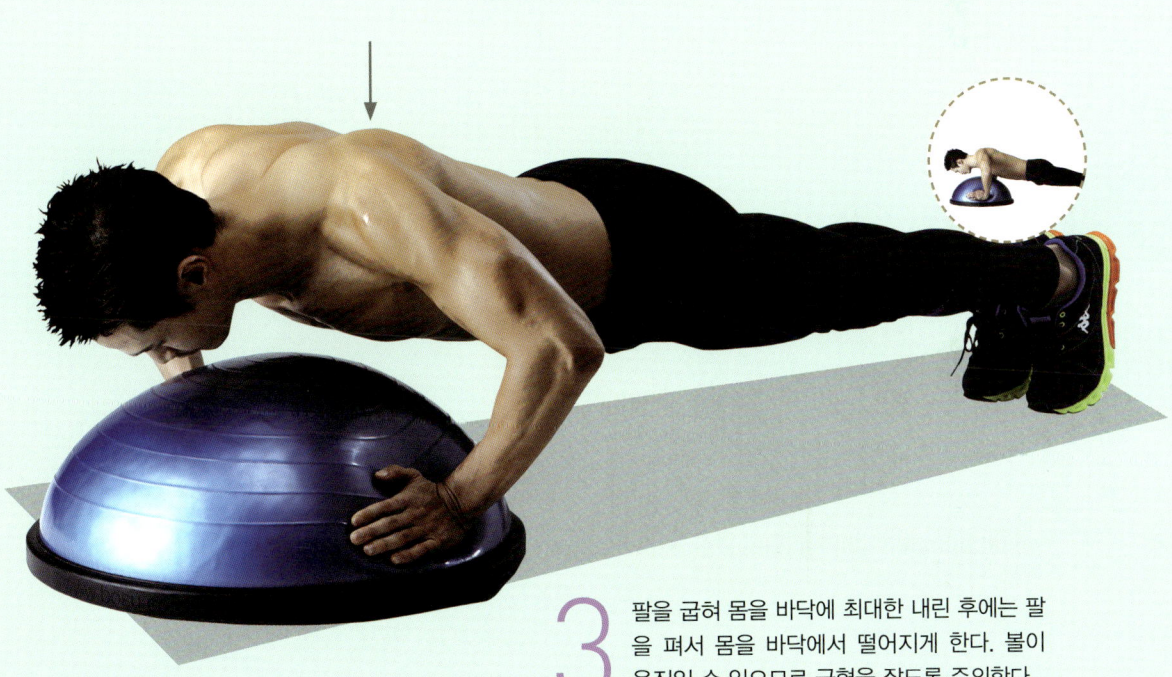

3 팔을 굽혀 몸을 바닥에 최대한 내린 후에는 팔을 펴서 몸을 바닥에서 떨어지게 한다. 볼이 움직일 수 있으므로 균형을 잡도록 주의한다.

SECTION 08

작은 볼 짚고 팔굽혀펴기

효과 승모근, 이두근, 복근

작은 볼 짚고 팔굽혀펴기 또한 팔굽혀펴기에 변화를 주는 방법으로 보수 볼을 잡고 하는 것보다 다양한 범위의 근육에 자극을 줄 수 있다. 역시 바닥이 불규칙하므로 부상에 주의하도록 한다. 작은 볼을 잡고 해야 하므로 팔을 좁게 해서 팔굽혀펴기하는 것과 같은 효과를 주면서도 균형감각이 있어야 하는 근육에 골고루 자극을 줄 수 있어 일거양득의 효과를 거둘 수 있다.

1 무릎을 구부리고 양손으로 볼을 감싸 쥔다.

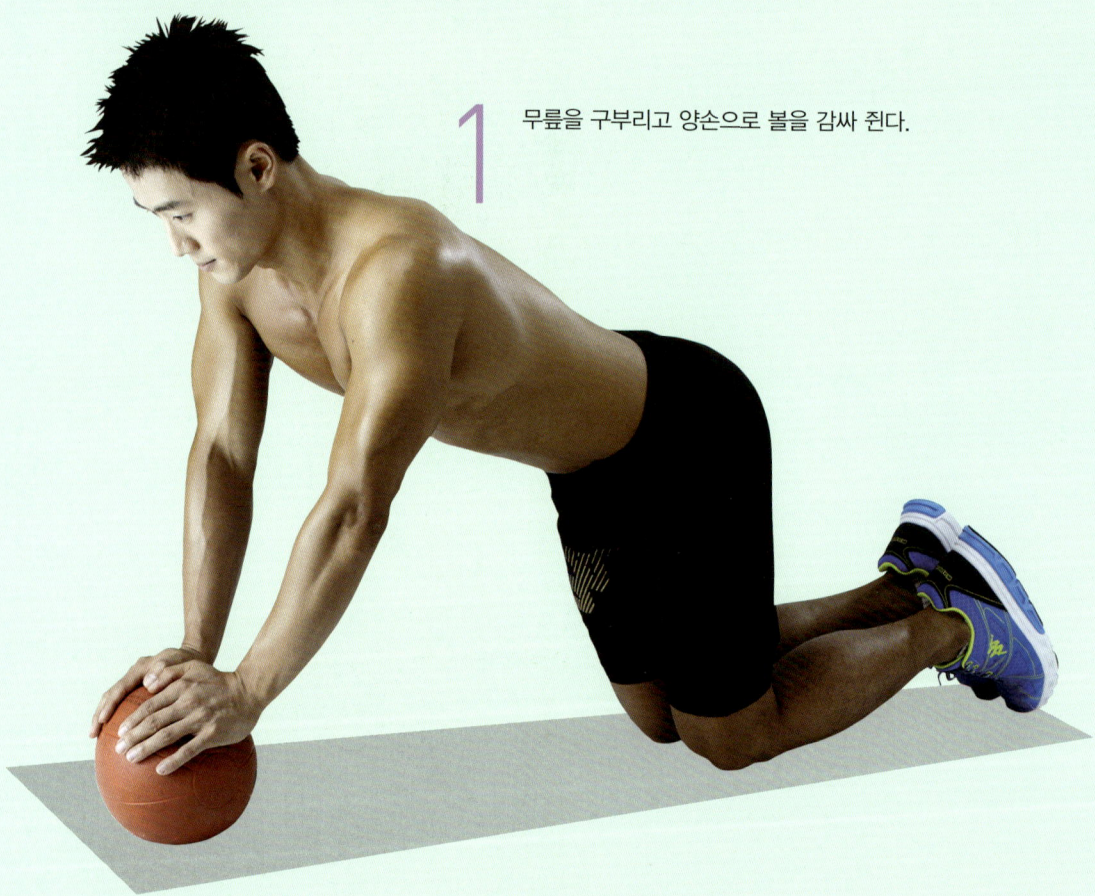

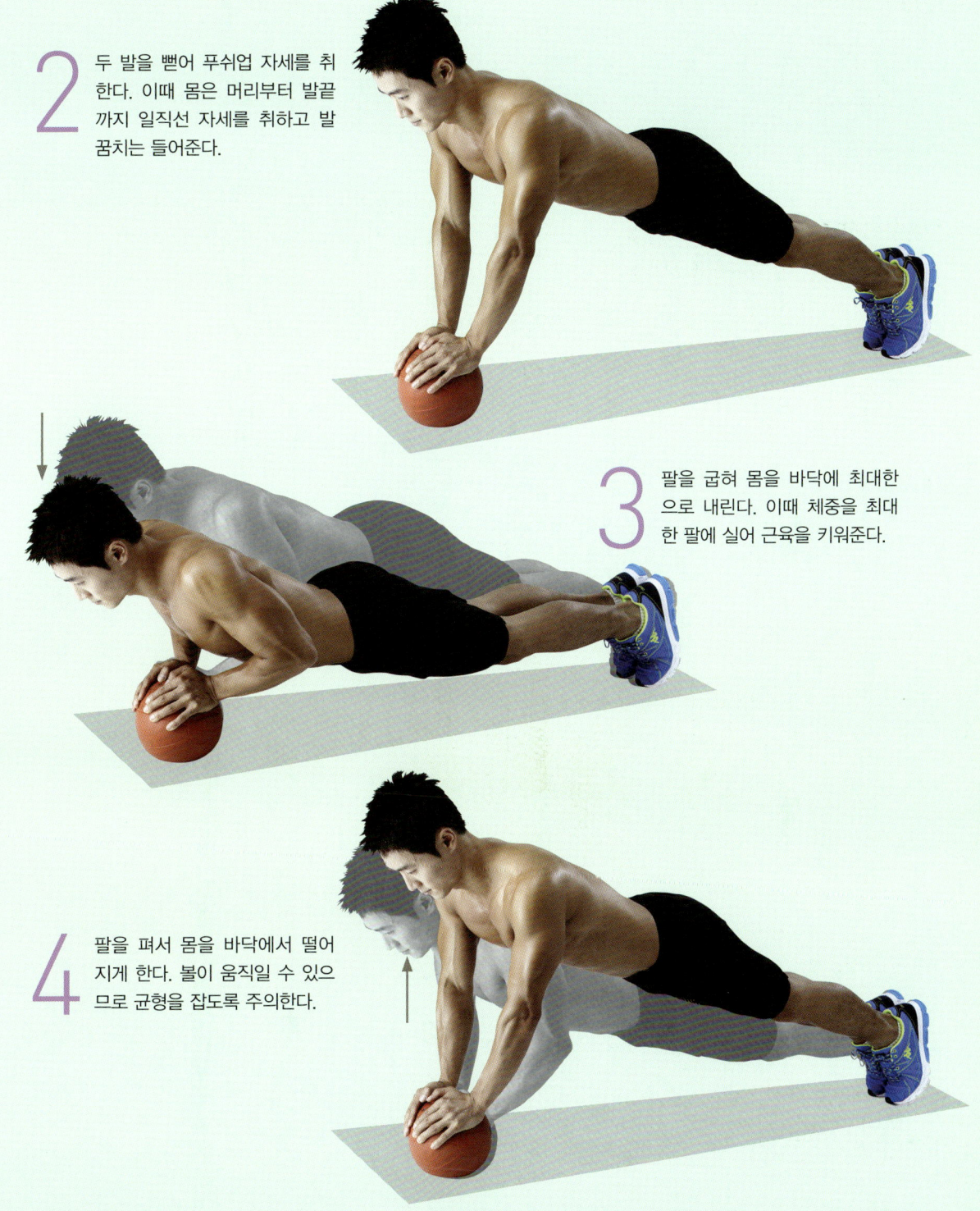

2 두 발을 뻗어 푸쉬업 자세를 취한다. 이때 몸은 머리부터 발끝까지 일직선 자세를 취하고 발꿈치는 들어준다.

3 팔을 굽혀 몸을 바닥에 최대한으로 내린다. 이때 체중을 최대한 팔에 실어 근육을 키워준다.

4 팔을 펴서 몸을 바닥에서 떨어지게 한다. 볼이 움직일 수 있으므로 균형을 잡도록 주의한다.

SECTION 09

다리 올리고 팔굽혀펴기
Decline Push up

효과 대흉근 상부, 삼두근, 복근, 전면 삼각근

다리 올리고 팔굽혀펴기(Decline Push up)는 책상이나 의자에 다리를 올려 다리를 상체보다 높이 올려 실시하는 팔굽혀펴기 자세다. 다리 올리고 팔굽혀펴기는 발이 손보다 높은 곳에 있으므로 몸이 아래로 경사져 운동을 하므로 가슴 상부와 어깨근육에 더 강하게 자극이 되는 팔굽혀펴기 자세다. 발을 올린 높이만큼 운동 효과가 늘어나니 자신의 근육량에 맞게 높이를 조절하면서 운동한다. 일반적으로 상체와 팔근육에 더 많은 힘이 들어가 운동 효과를 높일 수 있는데 다리를 올린 상태에서 손을 넓게 벌리면 어깨와 가슴 상부를 자극하게 되고 좁게 벌리면 삼두근에 자극된다. 집에서도 소파, 의자, 침대 등을 이용하면 된다.

1 높은 곳에 다리를 올린 후 몸을 직선으로 유지해 준다. 이때 팔의 넓이는 목표 자극 부위에 따라 다르게 벌려준다.

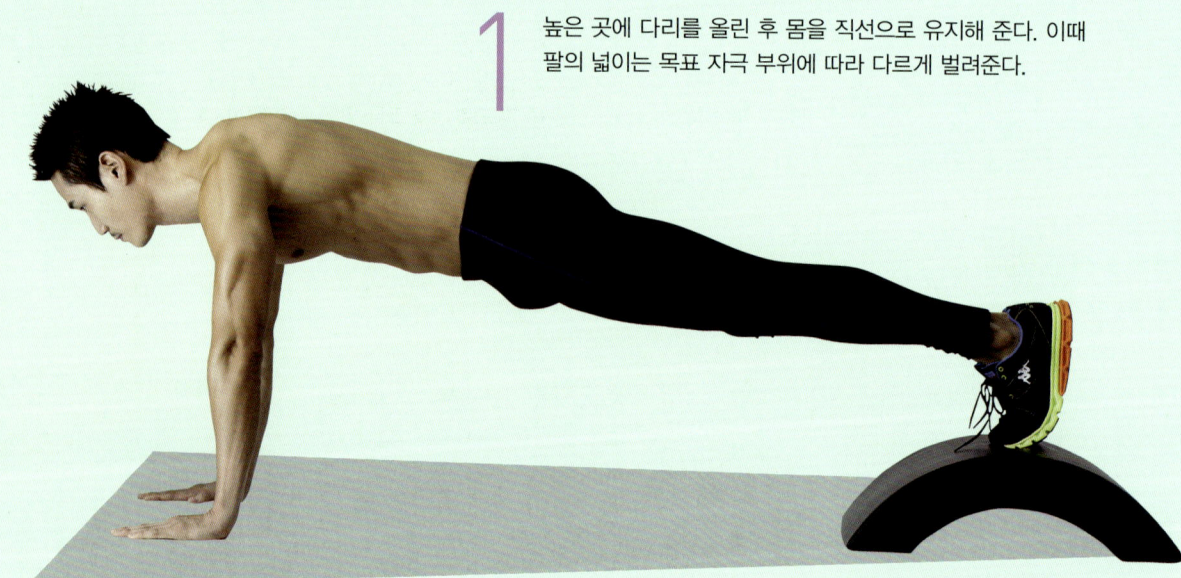

2 숨을 들이마시면서 가슴이 바닥에 닿는다는 생각으로 몸을 내려준 후 정점에서 2~3초간 멈춰준다.

3 숨을 내쉬면서 팔꿈치를 피고 천천히 시작자세로 되돌아온다. 동작을 반복한다. 일반 팔굽혀펴기 보다 가슴에 자극이 많이 가므로 손을 조금 앞에 두고 안전하게 하는 것이 좋다.

PART 02 근육을 키워주는 다양한 팔굽혀펴기

SECTION 10

짐볼에 다리 올리고 **팔굽혀펴기**
Decline Push up

짐볼에 다리 올리고 팔굽혀펴기는 상체보다 하체를 높이 올려 실시하는 팔굽혀펴기 자세로 짐볼의 움직임이 심해 균형을 잡아야 하므로 근육에 더 강한 자극을 줄 수 있다. 짐볼이 자칫 빠져나가는 등의 움직임이 발생할 수 있으므로 부상을 조심한다. 일반 팔굽혀펴기에 비해 가슴에 자극이 많이 가므로 안전하게 손을 조금 앞에 두고 하는 것이 좋다.

효과 대흉근 상부, 삼두근, 복근, 전면 삼각근

1 바닥에 손바닥을 대고 엎드린 상태에서 한 발을 짐볼에 올려 놓는다.

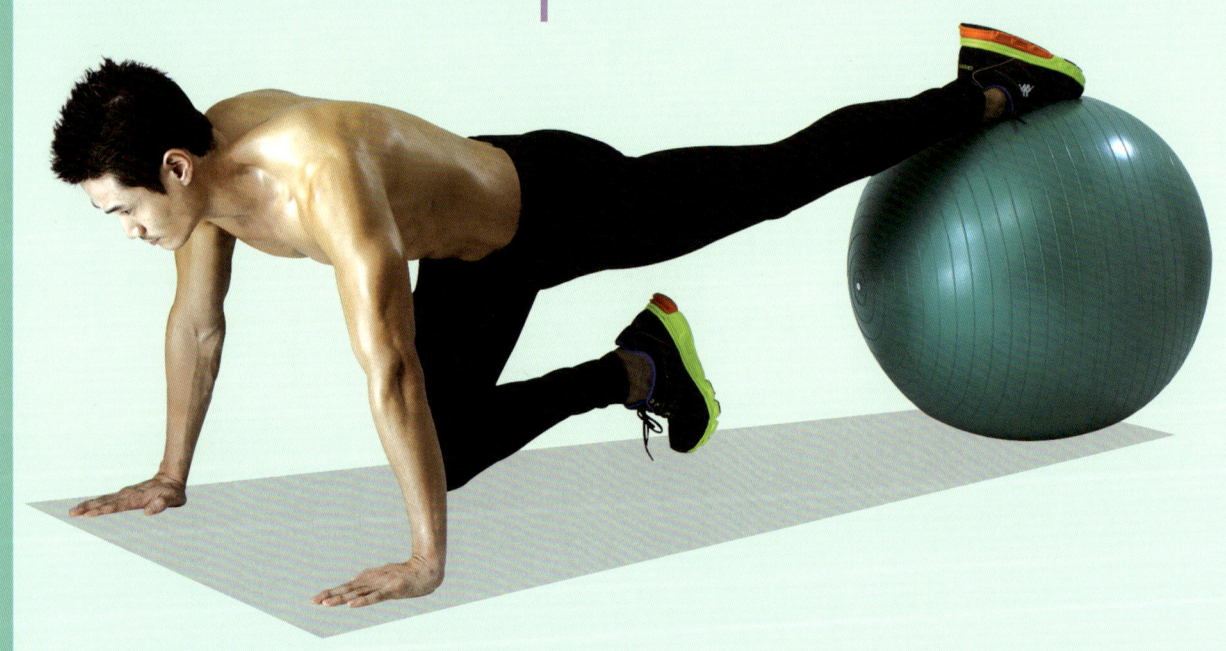

2. 짐볼에 다리를 올린 후 몸을 직선으로 유지시켜 준다. 이때 팔의 넓이는 목표 자극 부위에 따라 다르게 벌려준다.

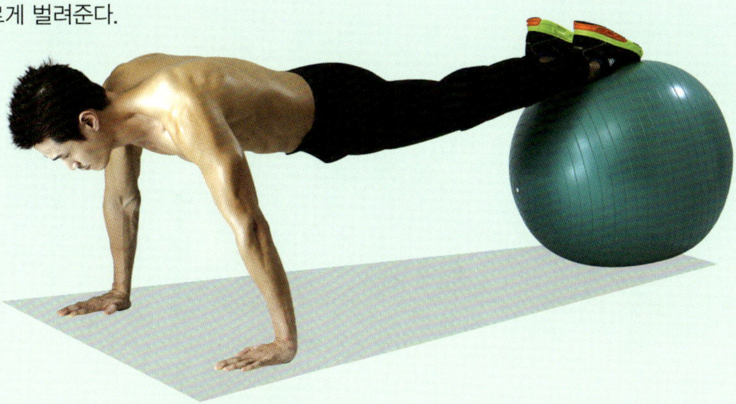

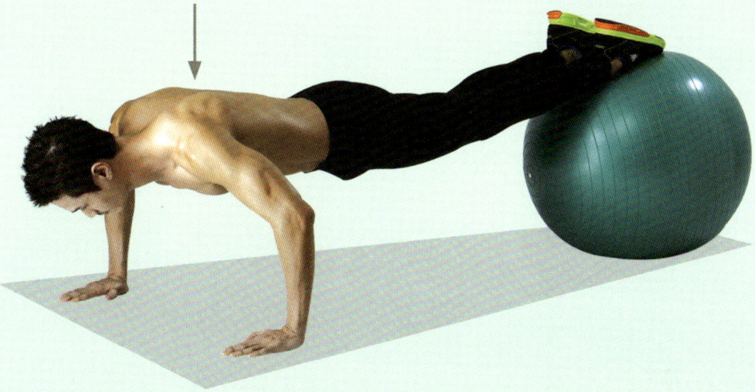

3. 숨을 들이 마시면서 가슴이 바닥에 닿는다는 생각으로 몸을 내려준다.

4. 최대한 아래로 내린 상태가 되면 잠시 후 숨을 내쉬면서 팔꿈치를 피고 천천히 시작자세로 되돌아온다. 정점에서는 2초간 자세를 멈추어 주면 더 강한 자극을 줄 수 있다. 동작을 반복한다.

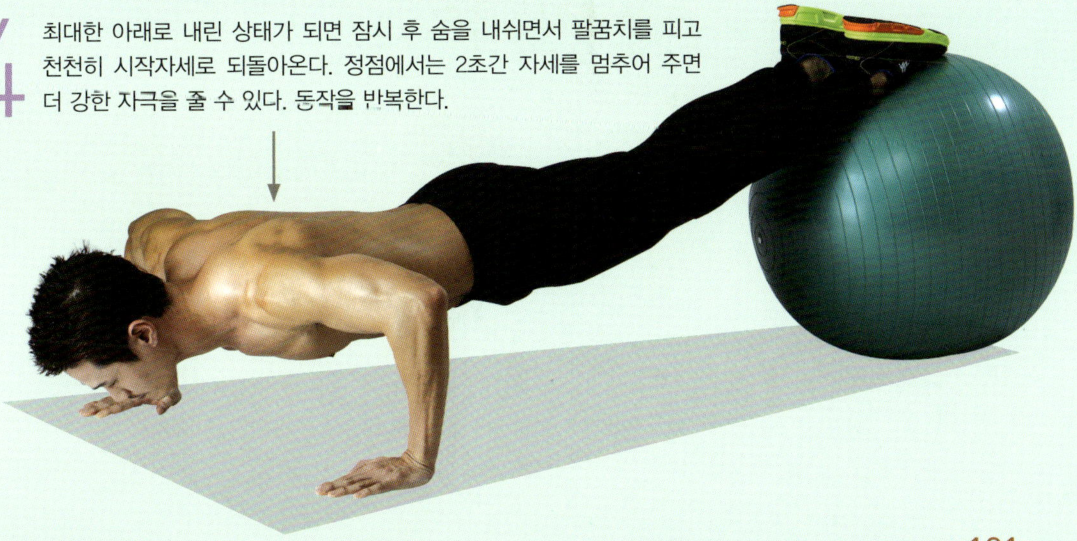

SECTION 11

팔의 위치를 아래쪽에 위치시킨 팔굽혀펴기

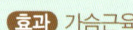 가슴근육

팔굽혀펴기 자세에서 팔을 어깨 위치보다 아래쪽으로 이동시켜 팔굽혀펴기를 하면 일반적인 팔굽혀펴기 자세보다 가슴근육을 강하게 자극할 수 있다. 손의 위치가 위로 놓이는 것보다 아래에 놓이면 팔굽혀펴기가 훨씬 더 어렵다. 팔을 아래로 하고 팔굽혀펴기를 하면 삼두근이나 이두근보다 가슴근육을 키울 수 있다.

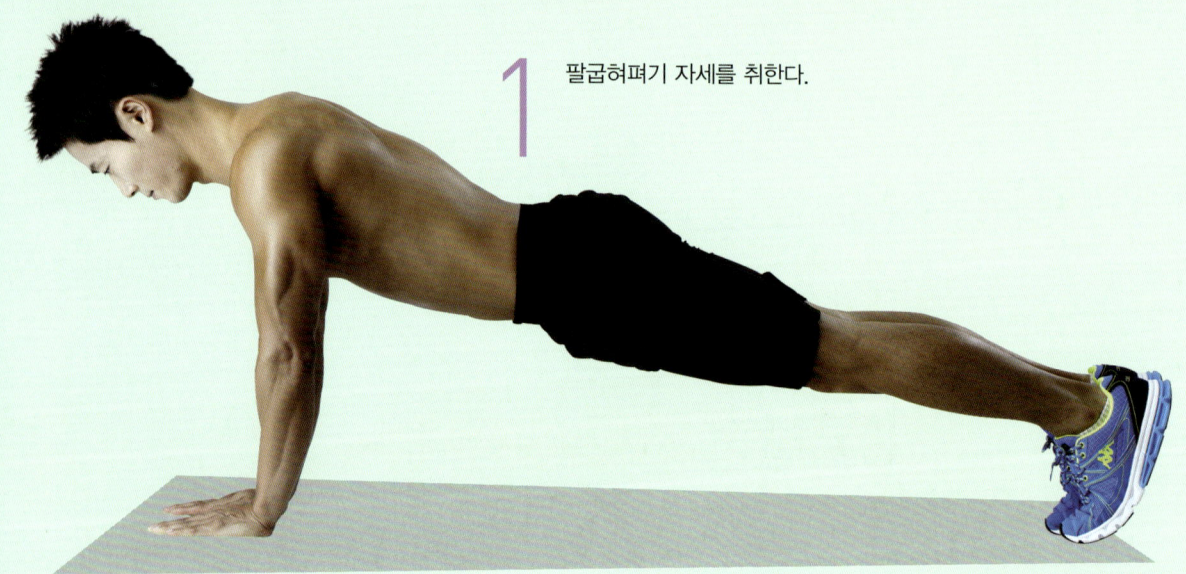

1   팔굽혀펴기 자세를 취한다.

2 몸은 수평을 유지하되 팔은 어깨보다 배 쪽으로 한 뼘 정도 낮게 위치시킨다.

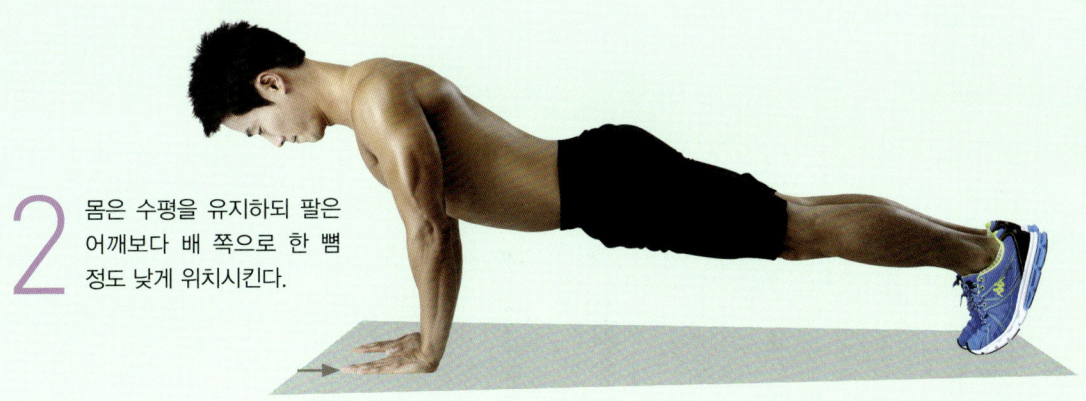

3 몸을 수평으로 유지한 채 숨을 들이 마시면서 바닥에 거의 닿을 정도로 팔꿈치를 굽혀준다.

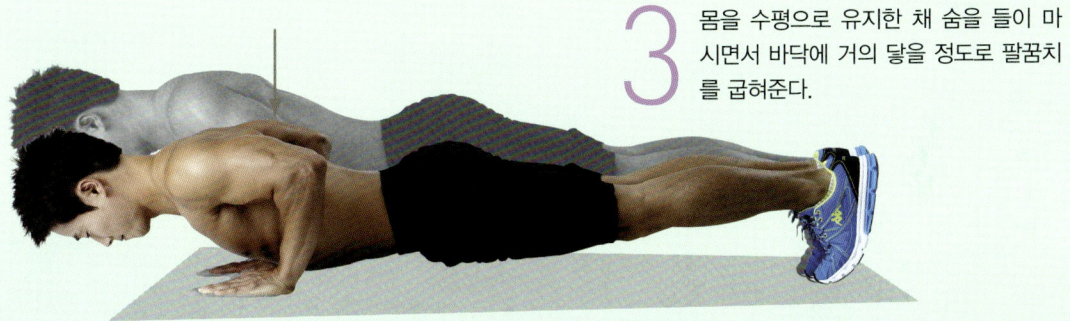

4 몸을 수평으로 유지한 채 팔꿈치를 다시 쭉 편다. 동작을 반복한다.

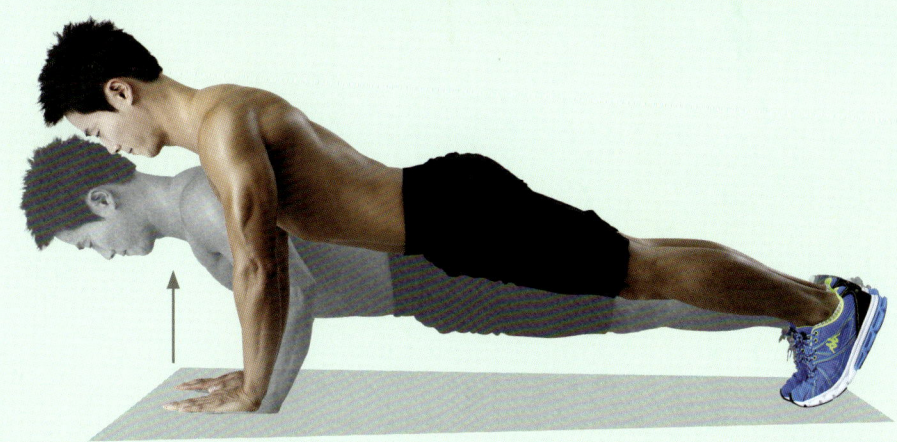

SECTION 12

한 다리 **팔굽혀펴기**

한 다리 팔굽혀펴기는 몸의 균형감각을 단련할 수 있을 뿐 아니라 더 강한 근력을 요구하게 되어 팔굽혀펴기 운동 효과를 높일 수가 있다.

효과 균형감각

1 팔굽혀펴기 자세를 취한다.

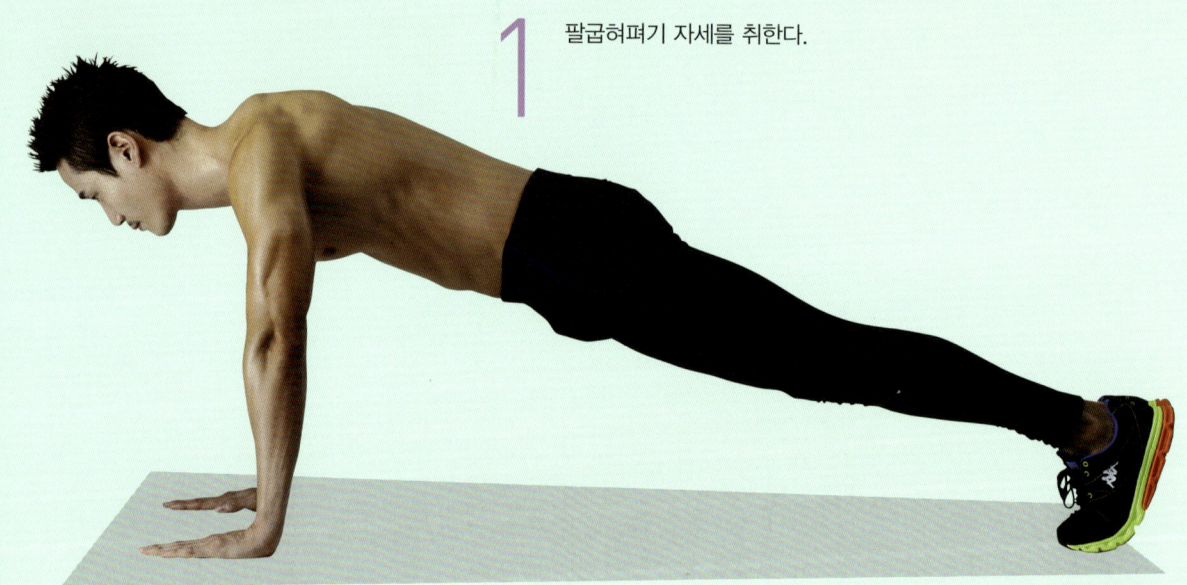

2 몸은 수평을 유지하되 한 발을 들어 다른 발 위에 올려놓는다.

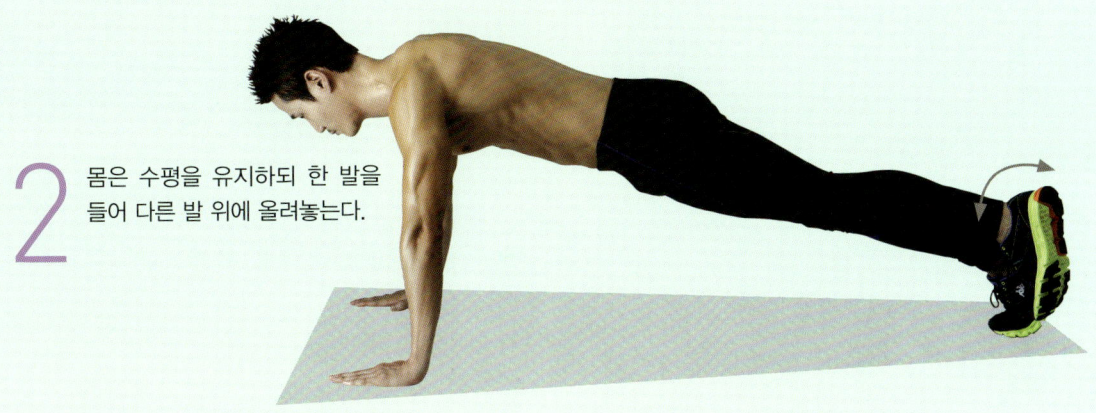

3 몸은 수평을 유지한 채 숨을 내쉬면서 팔꿈치를 굽혀주되 몸통과 떨어지지 않게 한다.

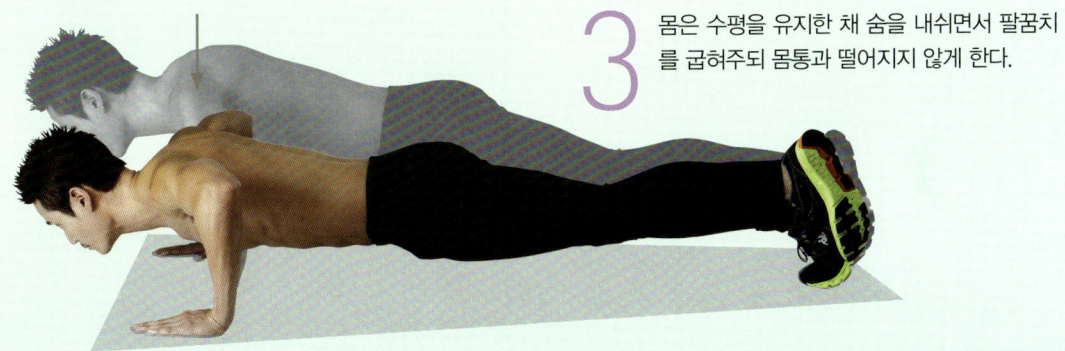

4 몸을 수평으로 유지한 채 숨을 들이마시면서 팔꿈치를 다시 쭉 편다. 동작을 반복하고 발을 바꾸어서도 반복해 진행한다.

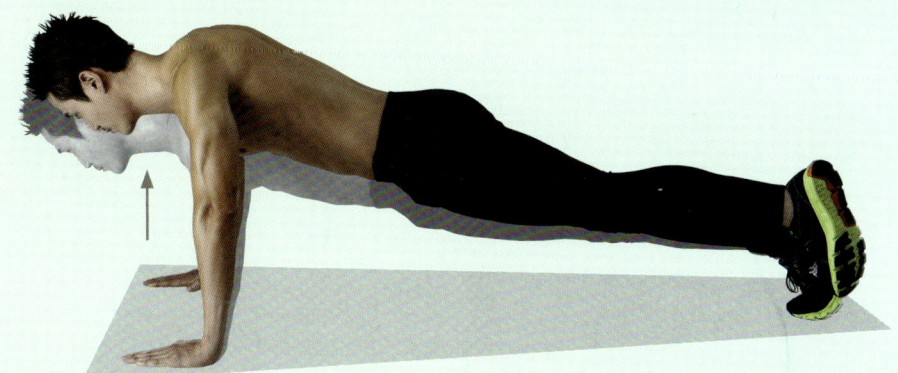

SECTION 13
한 손으로 **팔굽혀펴기**

효과 가슴근육, 삼두근, 팔뚝근육

한 손으로 팔굽혀펴기는 난이도가 있는 팔굽혀펴기 자세로 팔굽혀펴기 숙련자에게 권하는 자세이다. 기본 팔굽혀펴기 자세에서 두 발을 어깨너비보다 더 넓게 벌리고 팔을 가슴의 중앙에 위치시켜 진행한다. 팔굽혀펴기 기본자세보다 가슴근육과 삼두근에 훨씬 더 강한 자극을 줄 수 있다.

1 팔굽혀펴기 기본자세보다 양발을 더 벌린 후 오른손 바닥을 가슴 쪽으로 이동한 후 왼손을 허리 위로 올린다.

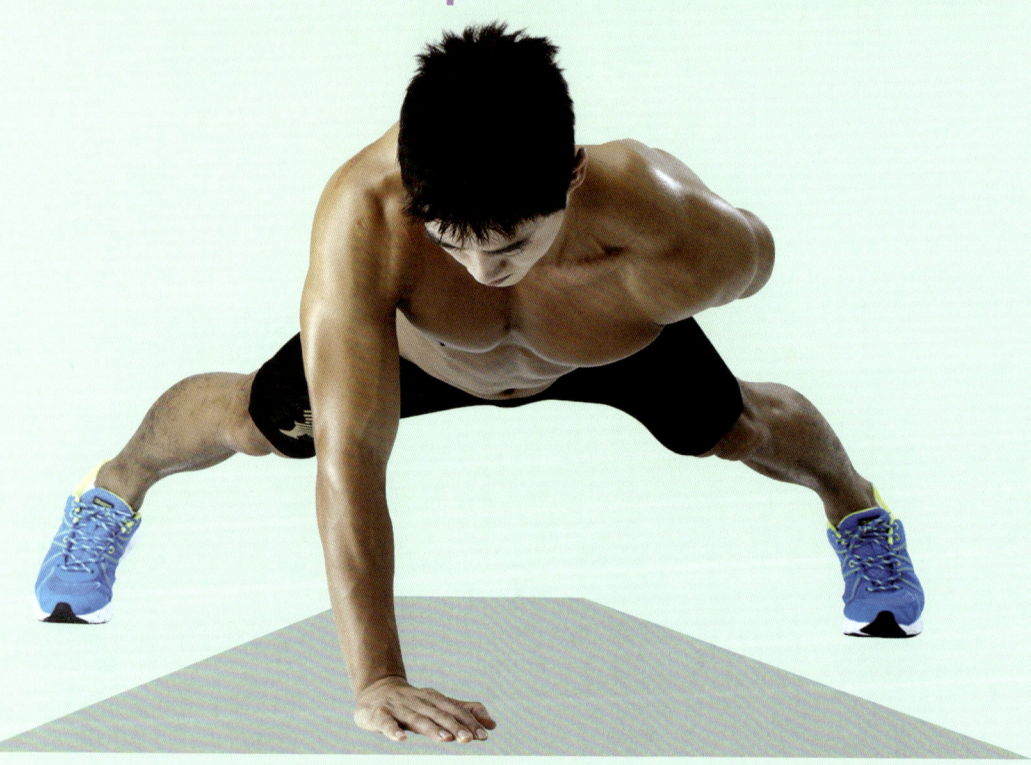

2 숨을 내쉬며 팔꿈치를 접고 몸통을 천천히 내린다.

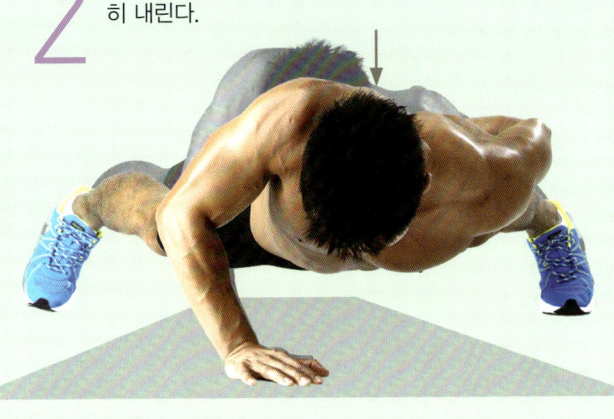

3 숨을 들이쉬며 팔꿈치를 펴면서 몸통을 들어 올린다.

4 상체를 들어 올렸을 때 기본자세와 같이 몸의 수평상태를 유지한다. 반복하여 실시하고 팔을 바꾸어 실시한다.

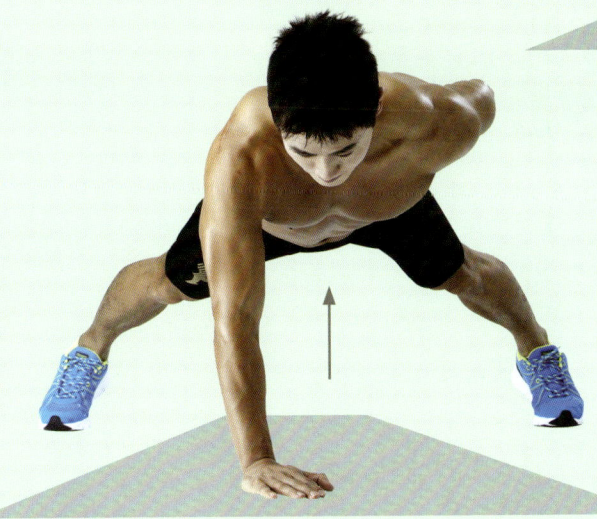

PART 02 근육을 키워주는 다양한 팔굽혀펴기 107

SECTION 14

손뼉 치며 팔굽혀펴기
Clap Push up

일반적인 팔굽혀펴기와 같이 몸을 들어 올릴 때 힘 있게 들어 올린 후 두 팔을 모아 손뼉을 치는 팔굽혀펴기로 손목에 무리가 갈 수 있으므로 주의하여 운동한다. 또한 손목에 충격이 많이 가므로 매트나 방석 등을 깔고 하는 것이 좋으나 너무 쿠션이 많은 것은 방해가 된다.

효과 광배근, 삼각근

1. 머리부터 발끝까지 몸의 수평을 유지하며 기본적인 팔굽혀펴기 자세를 취한다.

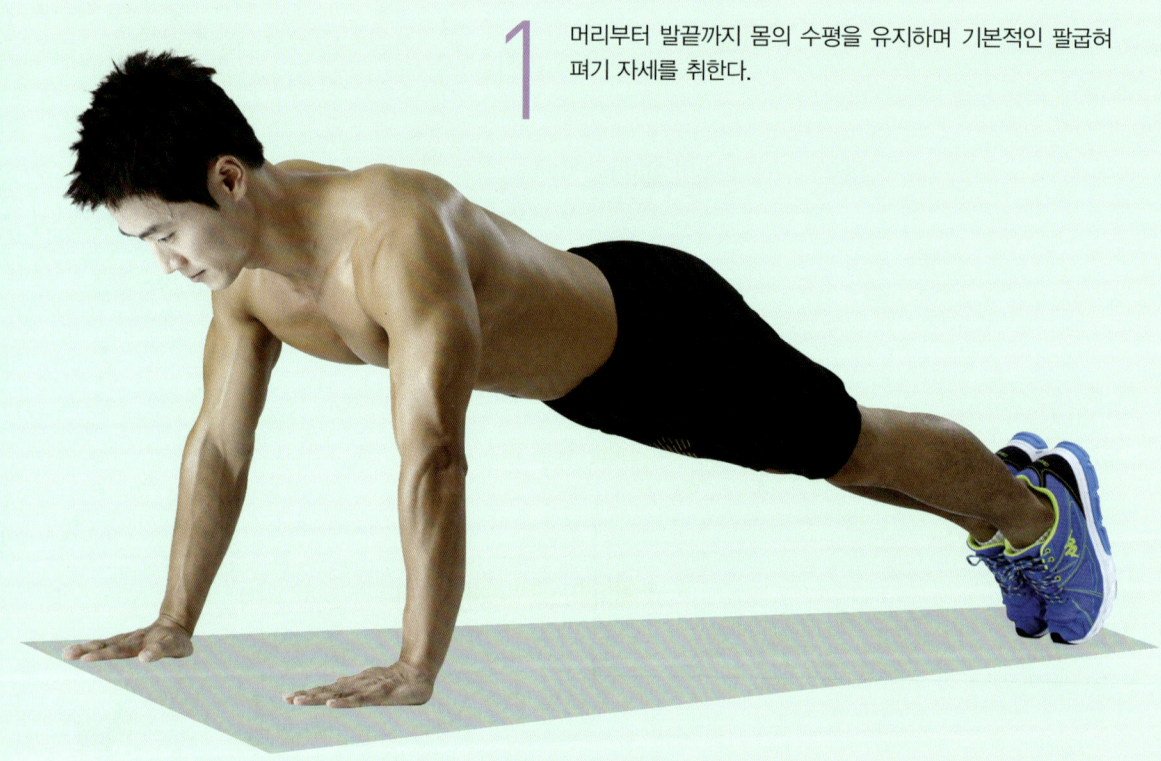

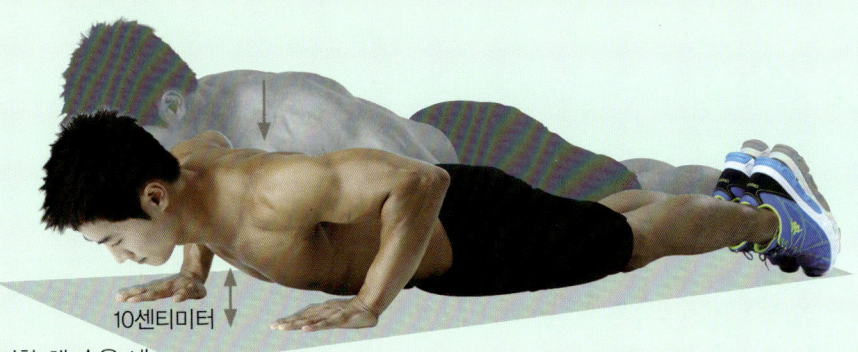

2 몸은 수평을 유지한 채 숨을 내쉬면서 팔꿈치를 굽혀주되 바닥에서 가슴사이가 10센티미터 이내가 되도록 한다.

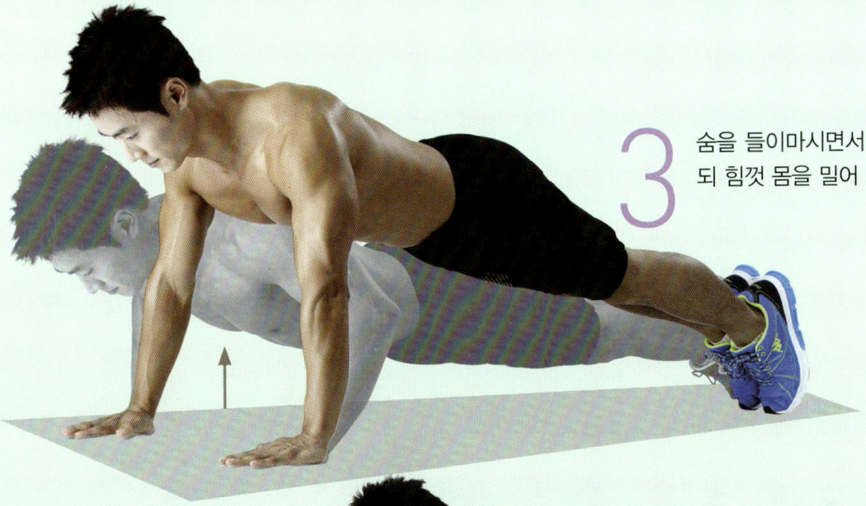

10센티미터

3 숨을 들이마시면서 팔꿈치를 다시 쭉 펴되 힘껏 몸을 밀어 올린다.

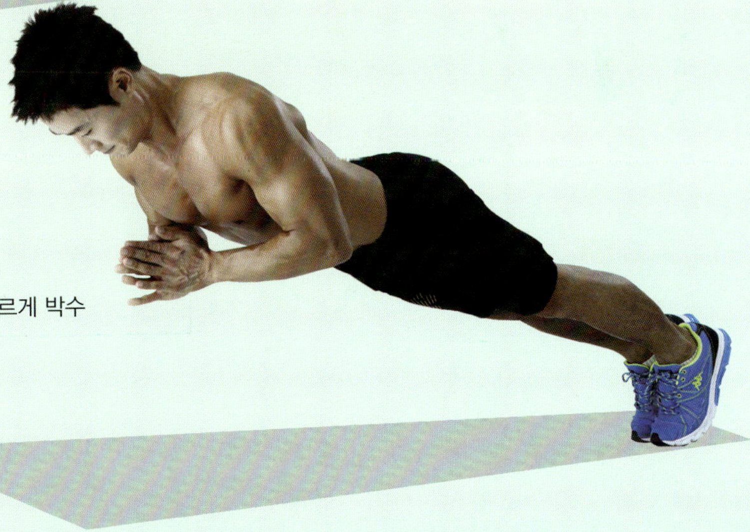

4 바닥에서 두 손을 뗀 후 빠르게 박수를 치고 제자리에 놓는다.

내게 꼭 맞는 팔굽혀펴기 프로그램

그동안 팔굽혀펴기의 정확한 자세와 주의점, 효과 등을 살펴보았다. 또 자신의 근육량이나 만들고 싶은 근육에 따른 팔굽혀펴기의 자세도 살펴보았다. 팔굽혀펴기는 규칙적이고 반복적으로 해 주는 것이 좋다. 자신의 팔굽혀펴기 개수를 테스트한 후 자신에게 맞는 프로그램에 맞추어 팔굽혀펴기를 하다 보면 자신도 모르는 사이에 멋지고 탄탄한 가슴근육과 팔근육, 복근을 가질 수 있을 것이다. 그렇다고 자신의 몸 상태는 생각하지 않고 무조건 많이 하는 것도 좋지 못하다. 〈PART 3〉에서는 자신에게 맞는 팔굽혀펴기 방법과 개수를 진단한 후에 자신에게 맞는 팔굽혀펴기 프로그램을 진행할 수 있도록 했다.

PART

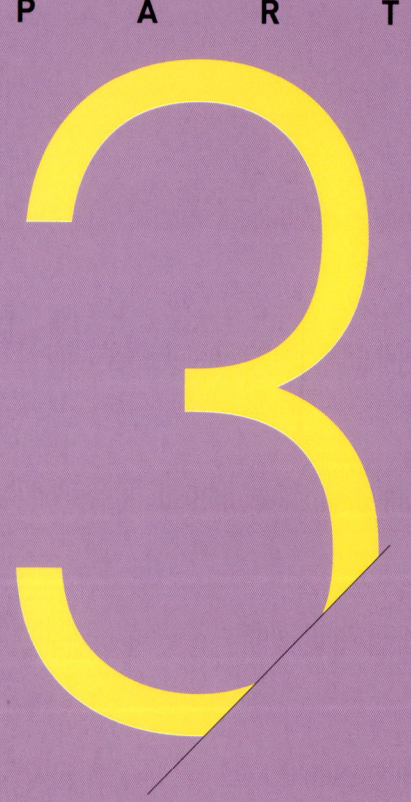

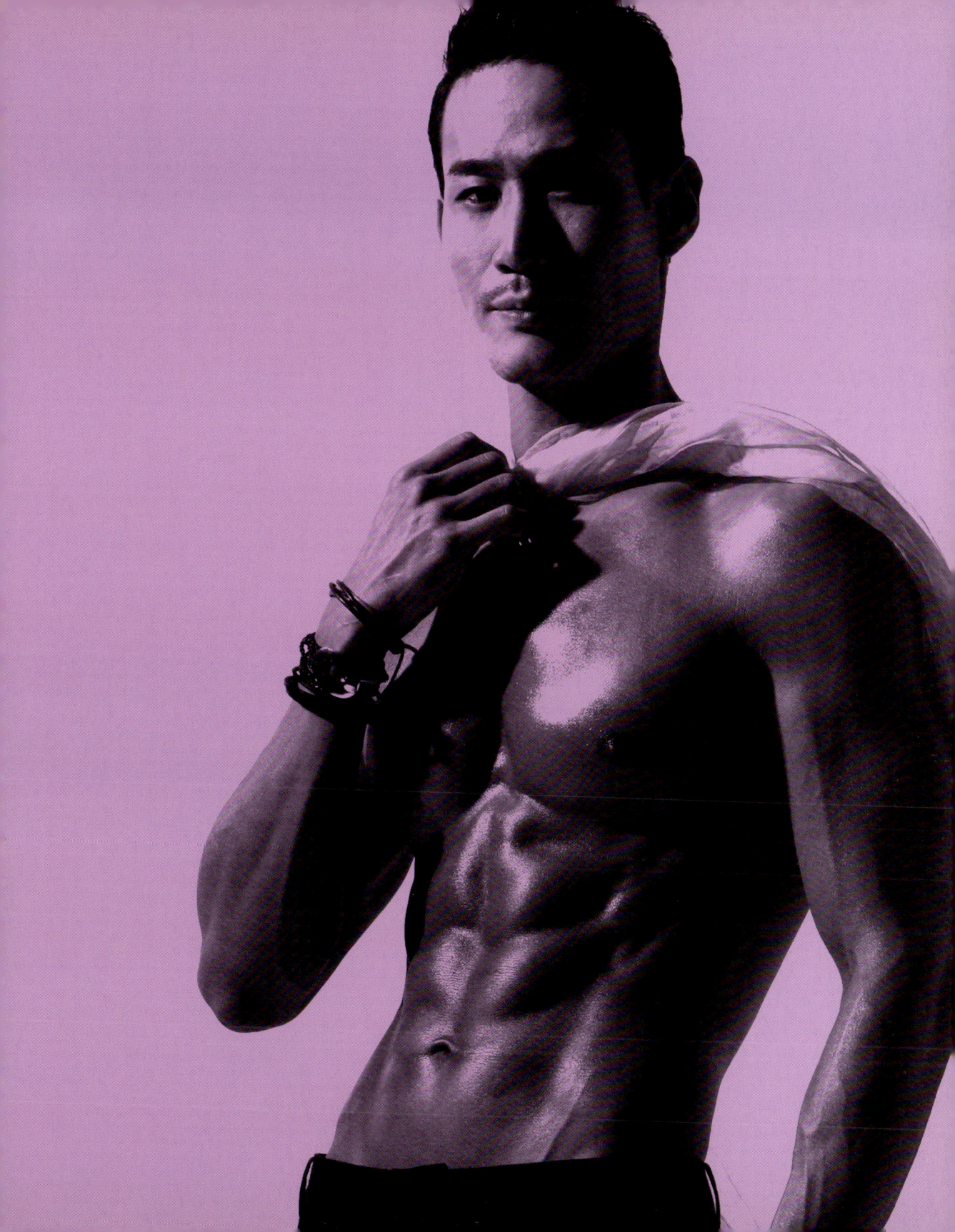

SECTION 01

내게 맞는 팔굽혀펴기 개수 체크하기

앞에서 살펴본 바와 같이 팔굽혀펴기는 자신의 근력에 맞게 규칙적으로 하는 것이 가장 중요하다. 그러므로 〈PART 1〉에서 설명한 정확한 팔굽혀펴기 자세로 자신에게 맞는 팔굽혀펴기 개수를 체크해 보자. 허약자나 특이사항이 있는 사람은 반드시 전문가의 조언을 받고 시작하길 권한다. 팔굽혀펴기를 못 한다고 해서 창피해하거나 잘한다고 해서 자랑하려 하지 말고 자신의 정확한 팔굽혀펴기 개수를 체크하는 것이 중요하다.

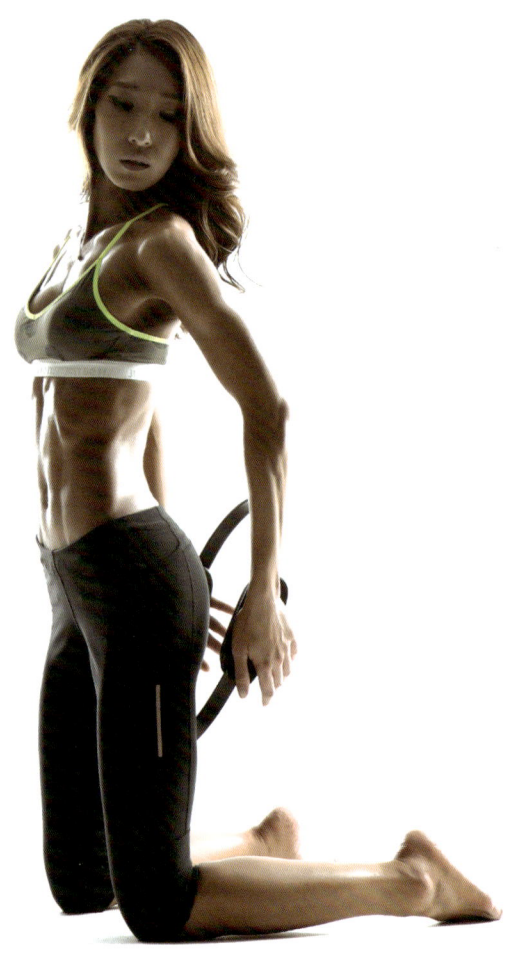

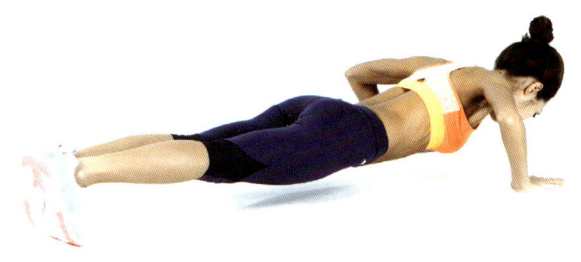

:: 자신의 정확한 팔굽혀펴기 개수를 체크하라

자신의 팔굽혀펴기 개수를 체크해보자. 〈PART 1〉에서 설명한 팔굽혀펴기 정석 자세로 무리하지 않을 정도로 팔이 뻐근하고 숨이 약간 가쁜 정도까지 팔굽혀펴기한 후 자신의 팔굽혀펴기 개수를 체크한다. 팔굽혀펴기를 많이 한다고 해서 좋은 것은 없으므로 조금 힘들다고 느낄 때까지 정자세로 팔굽혀 펴기를 해 자신의 기본 개수를 체크한다. 정확히 자신의 능력을 체크해야 앞으로 진행할 팔굽혀펴기 프로그램이 무리 없이 진행될 수 있다.

:: 자신에게 맞는 팔굽혀펴기 프로그램 실행하기

자신에 팔굽혀펴기 기본개수를 체크했으면 개수에 맞는 팔굽혀펴기 단계로 이동해 해당 팔굽혀펴기 프로그램을 진행한다. 팔굽혀펴기 프로그램의 효과를 살펴보면 1세트당 2~6개까지는 근력 운동이 되고, 6~12개까지는 근육을 키울 수 있으며, 12개 이상을 하면 지구력이 향상된다. 개수에 따라 각각 팔굽혀펴기의 운동 효과가 달라지니 팔굽혀펴기를 할 때 이 점을 참고해서 실행하도록 한다. 초보자 1단계부터 고급자 3단계까지 총 9단계가 있으니 자신의 단계에서 시작해 고급자 3단계까지 프로그램을 실행하면 멋진 가슴근육과 명품 복근을 가질 수 있을 것이다.

- 10개 이하 : 초보자 1단계 (114쪽) / 11~20개 : 초보자 2단계(116쪽) / 21~30개 : 초보자 3단계(118쪽)
- 31~40개 : 중급자 1단계(120쪽) / 41~50개 : 중급자 2단계(122쪽) / 51~60개 : 중급자 3단계(124쪽)
- 61~70개 : 고급자 1단계(126쪽) / 71~80개 : 고급자 2단계(128쪽) / 81개 이상 : 고급자 3단계(130쪽)

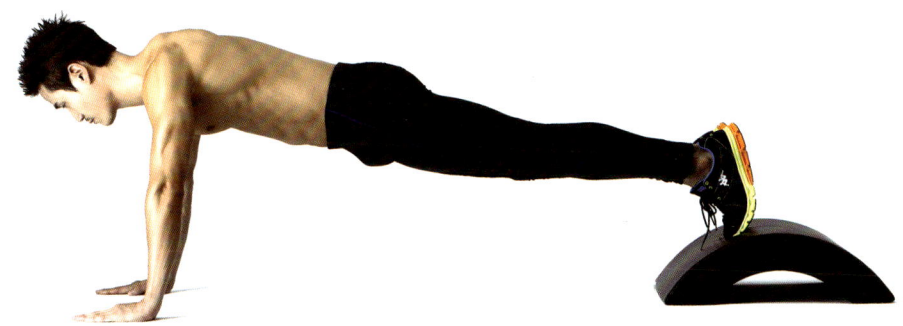

SECTION 02

팔굽혀펴기 초보자 1단계
(10개 이하)

자신에게 맞는 팔굽혀펴기 개수가 10개 이하라면 다음과 같은 프로그램으로 팔굽혀펴기 프로그램을 진행한다. 팔굽혀펴기 프로그램은 하루 운동, 하루 휴식의 격일로 진행하며 팔굽혀펴기를 한 후에는 60초 이상 휴식을 가지고 다시 팔굽혀펴기를 진행하는 식으로 1세트를 소화한다. 또한, 팔굽혀펴기를 시작하기 전과 후에는 반드시 스트레칭을 통해 준비운동과 마무리 운동을 꼭 하도록 한다.

만약 팔굽혀펴기 정자세로 팔굽혀펴기 하기가 힘들다면 〈PART 1〉의 초보자용 팔굽혀펴기 자세(70쪽)를 진행하도록 한다. 초보자용 팔굽혀펴기 자세의 난이도 또한 다르므로 가장 쉬운 벽 잡고 팔굽혀펴기부터 무릎 꿇고 팔굽혀펴기까지 자신의 근육량에 맞는 팔굽혀펴기를 선택해서 팔굽혀펴기 초보자 1단계 프로그램을 진행하도록 한다. 그런 후에 정확한 팔굽혀펴기 자세가 가능해지면 초보자용 자세 대신 정식 자세로 초보자 1단계 프로그램을 진행한다.

● 팔굽혀펴기 초보자 1단계 프로그램 1주차

1주차		1set	2set	3set	4set	5set	
1일차	준비운동	2	3	2	2	3개 이상 최대로	마무리 운동
2일차	휴식일 또는 하체 운동						
3일차	준비운동	3	4	3	3	4개 이상 최대로	마무리 운동
4일차	휴식일 또는 하체 운동						
5일차	준비운동	4	5	4	4	5개 이상 최대로	마무리 운동
6일차	휴식일 또는 하체 운동						
7일차	휴식일 또는 하체 운동						

- 각 세트 사이의 휴식시간은 1일차 60초, 2일차 90초, 3일차 120초로 한다.

● 팔굽혀펴기 초보자 1단계 프로그램 2주차

2주차		1set	2set	3set	4set	5set	
1일차	준비운동	4	6	4	4	6개 이상 최대로	마무리 운동
2일차	휴식일 또는 하체 운동						
3일차	준비운동	5	7	5	5	7개 이상 최대로	마무리 운동
4일차	휴식일 또는 하체 운동						
5일차	준비운동	6	8	6	6	8개 이상 최대로	마무리 운동
6일차	휴식일 또는 하체 운동						
7일차	레벨업 테스트						

- 각 세트 사이의 휴식시간은 1일차 60초, 2일차 90초, 3일차 120초로 한다.

2주에 걸쳐 팔굽혀펴기 초보자 1단계 프로그램 진행을 마쳤으면 2주째 7일차에 다시 정식으로 팔굽혀펴기 테스트를 해서 11~20개를 하면 팔굽혀펴기 초보자 2단계 프로그램을 진행한다.

SECTION 03

팔굽혀펴기 초보자 2단계
(11개~20개)

정확한 자세로 팔굽혀펴기를 한 개수가 11개~20개 사이라면 다음과 같은 프로그램으로 팔굽혀펴기를 진행한다. 팔굽혀펴기 초보자 1단계 프로그램 또한 하루 운동, 하루 휴식의 격일로 진행하며 팔굽혀펴기를 한 후에는 60초 이상 휴식을 가지고 다시 팔굽혀펴기를 진행하는 식으로 1세트를 소화한다. 또한, 팔굽혀펴기를 시작하기 전과 후에는 반드시 스트레칭을 통해 준비운동과 마무리 운동을 해준다.

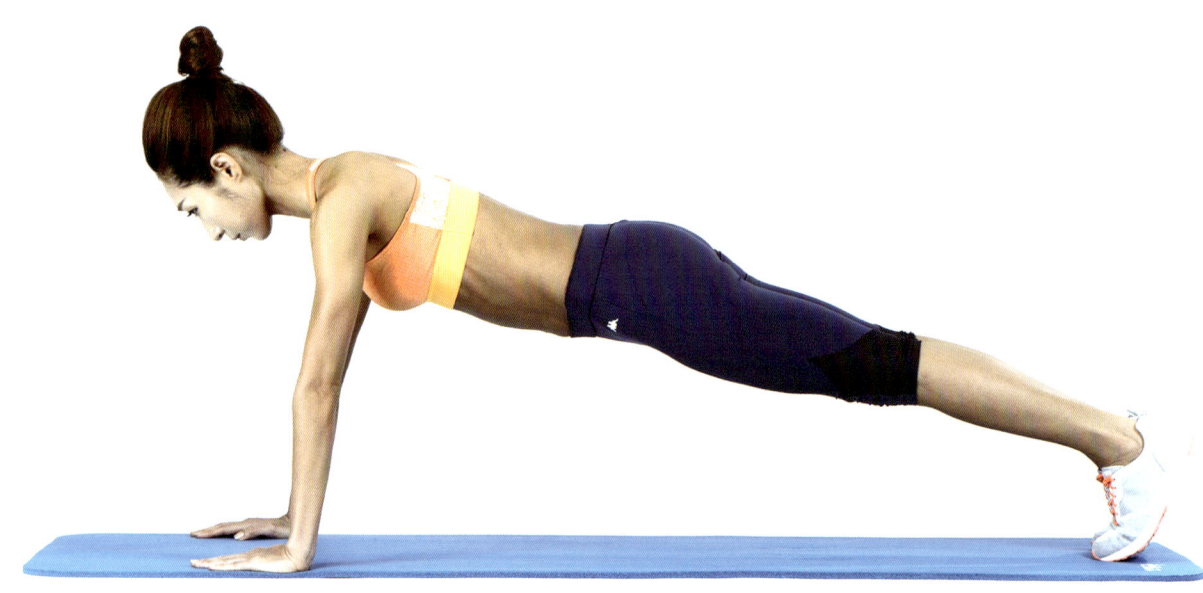

● 팔굽혀펴기 초보자 2단계 프로그램 1주차

1주차		1set	2set	3set	4set	5set	
1일차	준비운동	6	6	4	4	6개 이상 최대로	마무리 운동
2일차	휴식일 또는 하체 운동						
3일차	준비운동	7	8	6	6	7개 이상 최대로	마무리 운동
4일차	휴식일 또는 하체 운동						
5일차	준비운동	8	10	8	8	10개 이상 최대로	마무리 운동
6일차	휴식일 또는 하체 운동						
7일차	휴식일 또는 하체 운동						

• 각 세트 사이의 휴식시간은 1일차 60초, 2일차 90초, 3일차 120초로 한다.

● 팔굽혀펴기 초보자 2단계 프로그램 2주차

2주차		1set	2set	3set	4set	5set	
1일차	준비운동	9	11	8	8	11개 이상 최대로	마무리 운동
2일차	휴식일 또는 하체 운동						
3일차	준비운동	10	12	9	9	13개 이상 최대로	마무리 운동
4일차	휴식일 또는 하체 운동						
5일차	준비운동	11	13	10	10	15개 이상 최대로	마무리 운동
6일차	휴식일 또는 하체 운동						
7일차	레벨업 테스트						

• 각 세트 사이의 휴식시간은 1일차 60초, 2일차 90초, 3일차 120초로 한다.

2주에 걸친 초보자 2단계 프로그램 진행을 마쳤으면 2주째 7일차에 다시 정식으로 팔굽혀펴기 테스트를 해서 21개~30개를 하면 팔굽혀펴기 초보자 3단계 프로그램을 진행한다.

SECTION 04

팔굽혀펴기
초보자 3단계
(21개~30개)

정확한 자세로 팔굽혀펴기를 한 개수가 21개~30개 사이라면 초보자 3단계 프로그램으로 팔굽혀펴기 프로그램을 진행한다. 팔굽혀펴기 초보자 3단계 프로그램 또한 하루 운동, 하루 휴식의 격일로 진행하며 팔굽혀펴기를 한 후에는 60초 이상 휴식을 가지고 다시 팔굽혀펴기를 진행하는 식으로 1세트를 소화한다. 또한, 팔굽혀펴기를 시작하기 전과 후에는 반드시 스트레칭을 통해 준비운동과 마무리 운동을 해준다.

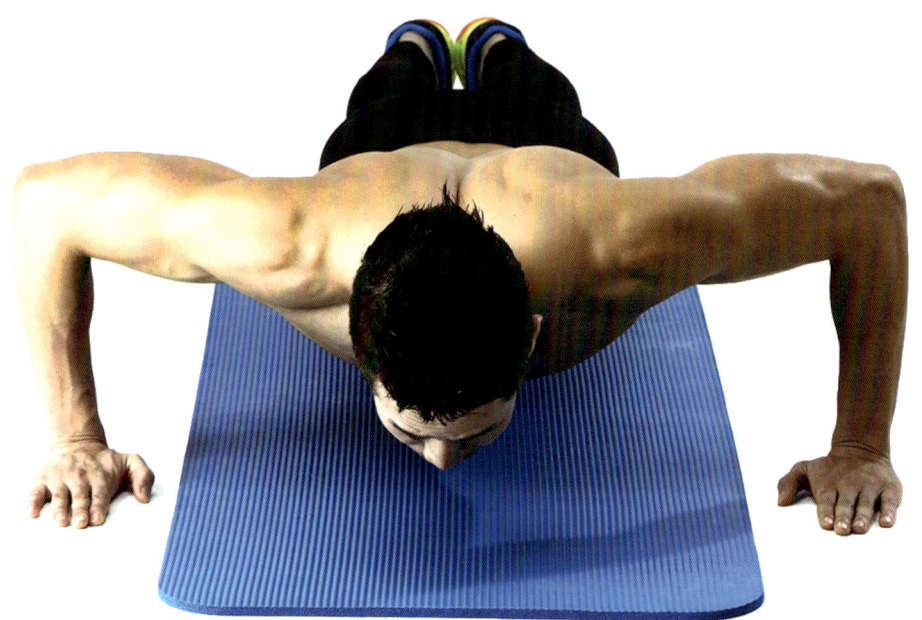

● 팔굽혀펴기 초보자 3단계 프로그램 1주차

1주차		1set	2set	3set	4set	5set	
1일차	준비운동	8	10	6	6	10개 이상 최대로	마무리 운동
2일차	휴식일 또는 하체 운동						
3일차	준비운동	9	11	7	7	11개 이상 최대로	마무리 운동
4일차	휴식일 또는 하체 운동						
5일차	준비운동	10	12	8	8	12개 이상 최대로	마무리 운동
6일차	휴식일 또는 하체 운동						
7일차	휴식일 또는 하체 운동						

- 각 세트 사이의 휴식시간은 1일차 60초, 2일차 90초, 3일차 120초로 한다.

● 팔굽혀펴기 초보자 3단계 프로그램 2주차

2주차		1set	2set	3set	4set	5set	
1일차	준비운동	11	13	9	9	13개 이상 최대로	마무리 운동
2일차	휴식일 또는 하체 운동						
3일차	준비운동	12	14	10	10	14개 이상 최대로	마무리 운동
4일차	휴식일 또는 하체 운동						
5일차	준비운동	13	14	11	11	14개 이상 최대로	마무리 운동
6일차	휴식일 또는 하체 운동						
7일차	레벨업 테스트						

- 각 세트 사이의 휴식시간은 1일차 60초, 2일차 90초, 3일차 120초로 한다.

2주에 걸친 초보자 3단계 프로그램 진행을 마쳤으면 2주째 7일차에 다시 정식으로 팔굽혀펴기 테스트를 해서 중급자 단계의 프로그램을 정하게 된다. 쉬지 않고 팔굽혀펴기를 한 개수가 31개~40개면 중급자 1단계 프로그램(120쪽)을, 41~50개면 중급자 2단계 프로그램(122쪽)을, 51~60개면 중급자 3단계 프로그램(124쪽)을 진행한다.

SECTION 05

팔굽혀펴기 중급자 1단계
(31개~40개)

정확한 자세로 팔굽혀펴기를 한 개수가 31개~40개 사이라면 중급자 1단계 프로그램으로 팔굽혀펴기 프로그램을 진행한다. 팔굽혀펴기 중급자 1단계 프로그램 또한 하루 운동, 하루 휴식의 격일로 진행하며 팔굽혀펴기를 한 후에는 60초 이상 휴식을 가지고 다시 팔굽혀펴기를 진행하는 식으로 1세트를 소화한다. 또한, 팔굽혀펴기를 시작하기 전과 후에는 반드시 스트레칭을 통해 준비운동과 마무리 운동을 해준다.

중급자 1단계 프로그램은 이전의 예비단계나 초보자 단계보다 훨씬 강도가 강해지는 단계이므로 꾸준히 프로그램에 따라 충실히 진행해야 다음 단계로 진행하기가 수월하고 운동효과를 느낄 수 있는 단계이다.

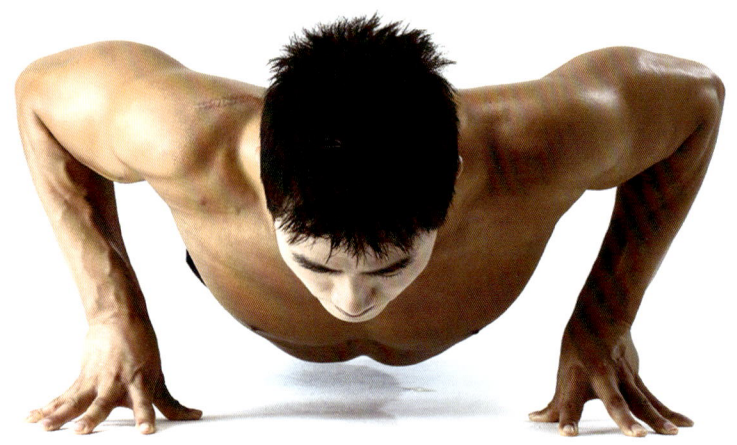

● 팔굽혀펴기 중급자 1단계 프로그램 1주차

1주차		1set	2set	3set	4set	5set	
1일차	준비운동	10	12	8	8	12개 이상 최대로	마무리 운동
2일차		휴식일 또는 하체 운동					
3일차	준비운동	11	13	9	9	13개 이상 최대로	마무리 운동
4일차		휴식일 또는 하체 운동					
5일차	준비운동	12	14	10	10	14개 이상 최대로	마무리 운동
6일차		휴식일 또는 하체 운동					
7일차		휴식일 또는 하체 운동					

· 각 세트 사이의 휴식시간은 1일차 60초, 2일차 90초, 3일차 120초로 한다.

● 팔굽혀펴기 중급자 1단계 프로그램 2주차

2주차		1set	2set	3set	4set	5set	
1일차	준비운동	13	15	11	11	15개 이상 최대로	마무리 운동
2일차		휴식일 또는 하체 운동					
3일차	준비운동	14	16	12	12	16개 이상 최대로	마무리 운동
4일차		휴식일 또는 하체 운동					
5일차	준비운동	15	17	13	13	17개 이상 최대로	마무리 운동
6일차		휴식일 또는 하체 운동					
7일차		레벨업 테스트					

· 각 세트 사이의 휴식시간은 1일차 60초, 2일차 90초, 3일차 120초로 한다.

2주에 걸친 중급자 1단계 프로그램 진행을 마쳤으면 2주째 7일차에 다시 정식으로 팔굽혀펴기 테스트를 해서 41개~50개를 한 번에 하면 팔굽혀펴기 중급자 2단계 프로그램을 진행한다. 만약 여전히 40개 이하로 팔굽혀펴기를 하면 다음 단계로 이동하지 않고 중급자 1단계 프로그램을 다시 진행 후 테스트한다.

SECTION 06
팔굽혀펴기 중급자 2단계
(41개~50개)

정확한 자세로 팔굽혀펴기를 한 개수가 41개~50개 사이라면 중급자 2단계 프로그램으로 팔굽혀펴기 프로그램을 진행한다. 팔굽혀펴기 중급자 2단계 프로그램 또한 하루 운동, 하루 휴식의 격일로 진행하며 팔굽혀펴기를 한 후에는 60초 이상 휴식을 가지고 다시 팔굽혀펴기를 진행하는 식으로 1세트를 소화한다. 또한, 팔굽혀펴기를 시작하기 전과 후에는 반드시 스트레칭을 통해 준비운동과 마무리 운동을 해준다.

팔굽혀펴기 중급자 단계는 어느 정도 몸의 변화도 느낄 수 있을뿐더러 몸의 근육이 팔굽혀펴기에 단련된 상태이다. 자신이 더 키우고 싶은 근육이나 강도를 높이고 싶다면 〈PART 2〉의 팔굽혀펴기 응용자세를 이용해 다음 프로그램을 소화하도록 한다.

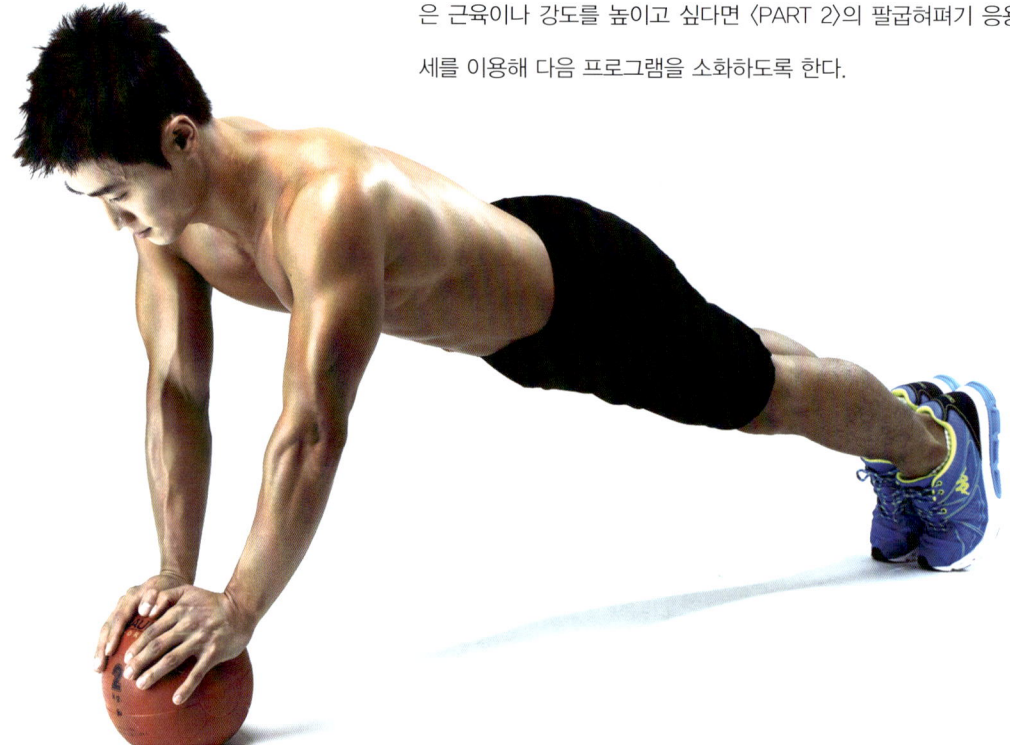

● 팔굽혀펴기 중급자 2단계 프로그램 1주차

1주차		1set	2set	3set	4set	5set	
1일차	준비운동	12	16	10	10	16개 이상 최대로	마무리 운동
2일차	휴식일 또는 하체 운동						
3일차	준비운동	12	17	10	10	17개 이상 최대로	마무리 운동
4일차	휴식일 또는 하체 운동						
5일차	준비운동	13	18	11	11	18개 이상 최대로	마무리 운동
6일차	휴식일 또는 하체 운동						
7일차	휴식일 또는 하체 운동						

• 각 세트 사이의 휴식시간은 1일차 60초, 2일차 90초, 3일차 120초로 한다.

● 팔굽혀펴기 중급자 2단계 프로그램 2주차

2주차		1set	2set	3set	4set	5set	
1일차	준비운동	13	20	11	11	19개 이상 최대로	마무리 운동
2일차	휴식일 또는 하체 운동						
3일차	준비운동	14	20	12	12	20개 이상 최대로	마무리 운동
4일차	휴식일 또는 하체 운동						
5일차	준비운동	14	21	13	13	21개 이상 최대로	마무리 운동
6일차	휴식일 또는 하체 운동						
7일차	레벨업 테스트						

• 각 세트 사이의 휴식시간은 1일차 60초, 2일차 90초, 3일차 120초로 한다.

2주에 걸친 중급자 2단계 프로그램 진행을 마쳤으면 2주째 7일차에 다시 정식으로 팔굽혀펴기 테스트를 해서 51~60개를 한 번에 하면 팔굽혀펴기 다음 단계인 중급자 3단계 프로그램을 진행한다.

SECTION 07

팔굽혀펴기 중급자 3단계
(51개~60개)

정확한 자세로 팔굽혀펴기를 한 개수가 51개~60개 사이라면 중급자 3단계 프로그램으로 팔굽혀펴기 프로그램을 진행한다. 팔굽혀펴기 중급자 3단계 프로그램 또한 하루 운동, 하루 휴식의 격일로 진행하며 팔굽혀펴기를 한 후에는 60초 이상 휴식을 가지고 다시 팔굽혀펴기를 진행하는 식으로 1세트를 소화한다. 또한 팔굽혀펴기를 시작하기 전과 후에는 반드시 스트레칭을 통해 준비운동과 마무리 운동을 해준다.

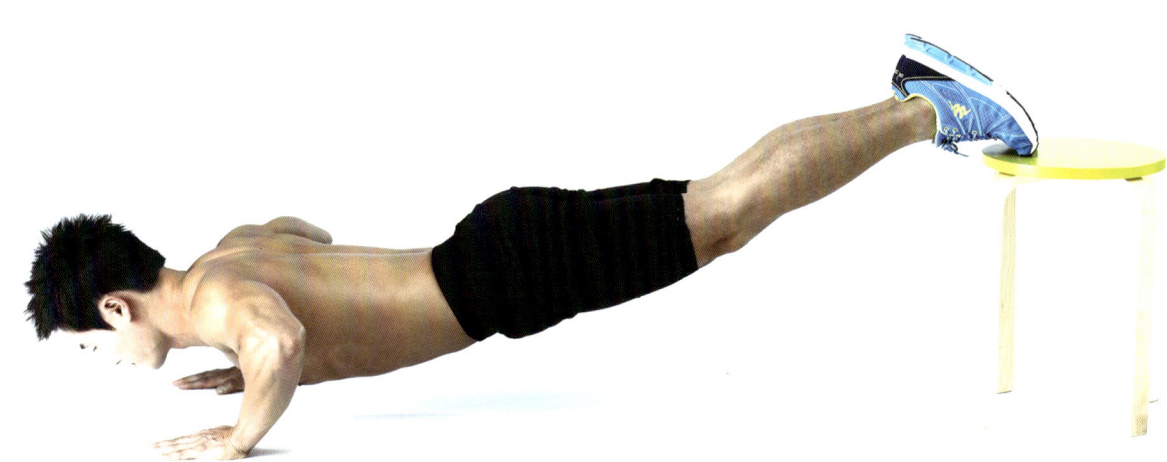

● 팔굽혀펴기 중급자 3단계 프로그램 1주차

1주차		1set	2set	3set	4set	5set	
1일차	준비운동	15	18	14	14	20개 이상 최대로	마무리 운동
2일차	휴식일 또는 하체 운동						
3일차	준비운동	16	19	15	15	21개 이상 최대로	마무리 운동
4일차	휴식일 또는 하체 운동						
5일차	준비운동	17	20	16	16	22개 이상 최대로	마무리 운동
6일차	휴식일 또는 하체 운동						
7일차	휴식일 또는 하체 운동						

- 각 세트 사이의 휴식시간은 1일차 60초, 2일차 90초, 3일차 120초로 한다.

● 팔굽혀펴기 중급자 3단계 프로그램 2주차

2주차		1set	2set	3set	4set	5set	
1일차	준비운동	18	21	17	17	23개 이상 최대로	마무리 운동
2일차	휴식일 또는 하체 운동						
3일차	준비운동	19	22	18	18	24개 이상 최대로	마무리 운동
4일차	휴식일 또는 하체 운동						
5일차	준비운동	20	23	19	19	25개 이상 최대로	마무리 운동
6일차	휴식일 또는 하체 운동						
7일차	레벨업 테스트						

- 각 세트 사이의 휴식시간은 1일차 60초, 2일차 90초, 3일차 120초로 한다.

2주에 걸친 중급자 3단계 프로그램 진행을 마쳤으면 2주째 7일차에 다시 정식으로 팔굽혀펴기 테스트를 해서 고급자 단계의 프로그램을 정하게 된다. 쉬지 않고 팔굽혀펴기를 한 개수가 61개~70개면 고급자 1단계 프로그램(126쪽)을, 71~80개면 고급자 2단계 프로그램(128쪽)을, 81개 이상이면 고급자 3단계 프로그램(130쪽)을 진행한다.

SECTION 08

팔굽혀펴기 고급자 1단계
(61개~70개)

정확한 자세로 팔굽혀펴기를 한 개수가 61개~70개 사이라면 고급자 1단계 프로그램으로 팔굽혀펴기 프로그램을 진행한다. 팔굽혀펴기 고급자 1단계 프로그램 또한 하루 운동, 하루 휴식의 격일로 진행하며 팔굽혀펴기를 한 후에는 50초의 휴식시간을 가지고 다시 팔굽혀펴기를 진행하는 방식으로 1세트를 소화한다. 또한, 팔굽혀펴기를 시작하기 전과 후에는 반드시 스트레칭을 통해 준비운동과 마무리 운동을 해준다.

고급자 단계는 5세트가 아닌 8세트로 진행이 된다. 근육의 지구력을 키울 수 있을 뿐만 아니라 탄탄한 근육을 만들 수 있게 된다. 또한, 근육이나 몸에 무리가 갈 수 있으므로 준비운동과 스트레칭으로 마무리 운동을 꼭 실행하여 다치는 일이 없도록 한다.

드디어 고급자 단계에 들어섰다. 팔굽혀펴기 고급자라면 자신이 원하는 부위에 근육을 만들고 싶을 것이다. 팔굽혀펴기의 다양한 자세〈PART 2〉를 참고하여 해당 팔굽혀펴기로 팔굽혀펴기 프로그램을 실행해 원하는 근육을 키우도록 한다.

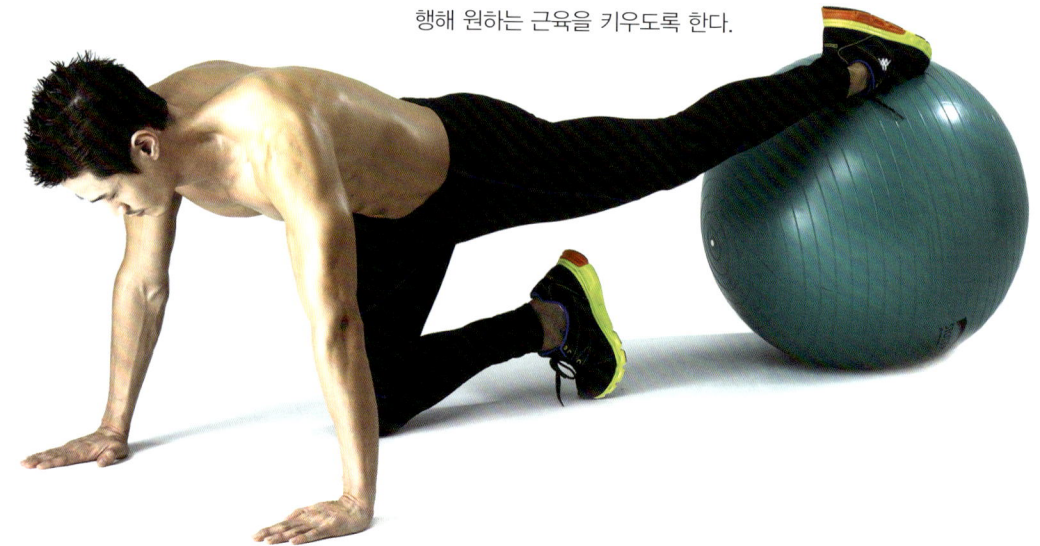

● 팔굽혀펴기 고급자 1단계 프로그램 1주차

1주차		1set	2set	3set	4set	5set	6set	7set	8set	
1일차	준비운동	8	8	10	10	7	7	6	20개 이상	마무리 운동
2일차		휴식일 또는 하체 운동								
3일차	준비운동	10	10	12	12	9	9	8	20개 이상	마무리 운동
4일차		휴식일 또는 하체 운동								
5일차	준비운동	12	12	14	14	11	11	9	25개 이상	마무리 운동
6일차		휴식일 또는 하체 운동								
7일차		휴식일 또는 하체 운동								

• 각 세트 사이의 휴식시간은 50초로 한다.

● 팔굽혀펴기 고급자 1단계 프로그램 2주차

2주차		1set	2set	3set	4set	5set	6set	7set	8set	
1일차	준비운동	13	13	15	15	12	12	10	25개 이상	마무리 운동
2일차		휴식일 또는 하체 운동								
3일차	준비운동	14	14	16	16	13	13	11	30개 이상	마무리 운동
4일차		휴식일 또는 하체 운동								
5일차	준비운동	15	15	17	17	14	14	12	30개 이상	마무리 운동
6일차		휴식일 또는 하체 운동								
7일차		레벨업 테스트								

• 각 세트 사이의 휴식시간은 50초로 한다.

2주에 걸친 고급자 1단계 프로그램 진행을 마쳤으면 2주째 7일차에 다시 정식으로 팔굽혀펴기 테스트를 해서 고급자 2단계 프로그램으로 레벨업한다. 쉬지 않고 팔굽혀펴기를 한 개수가 71개~80개면 고급자 2단계 프로그램을 진행한다. 만약 70개 이하라면 다시 고급자 1단계를 2주에 걸쳐 진행한다.

SECTION 09

팔굽혀펴기 고급자 2단계
(71개~80개)

정확한 자세로 팔굽혀펴기를 한 개수가 71개~80개 사이라면 고급자 2단계 프로그램으로 팔굽혀펴기 프로그램을 진행한다. 팔굽혀펴기 고급자 2단계 프로그램 또한 하루 운동, 하루 휴식의 격일로 진행하며 팔굽혀펴기를 한 후에는 50초의 휴식시간을 가지고 다시 팔굽혀펴기를 진행하는 방식으로 1세트를 소화한다. 또한, 팔굽혀펴기를 시작하기 전과 후에는 스트레칭을 통해 준비운동과 마무리 운동을 반드시 해준다.

〈PART 2〉 팔굽혀펴기의 다양한 자세를 참고하여 팔굽혀펴기 자세를 바꾸어가며 팔굽혀펴기 프로그램을 실행해 원하는 근육을 키운다.

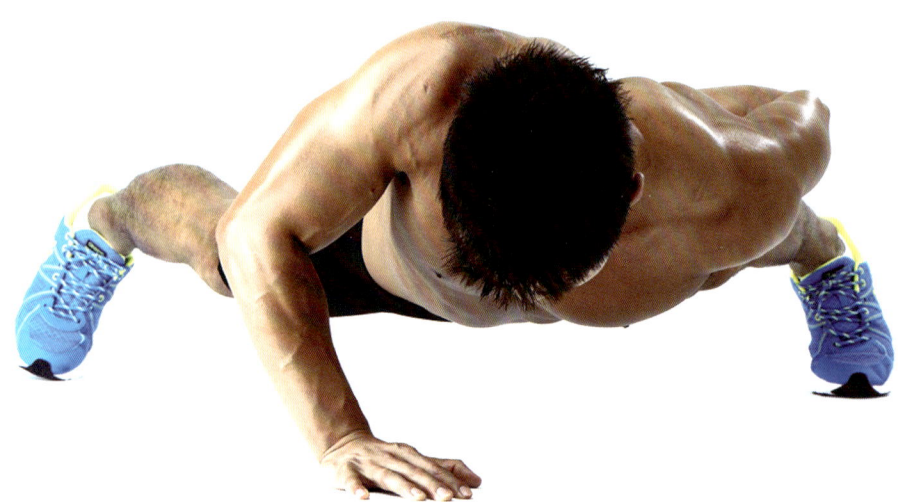

● 팔굽혀펴기 고급자 2단계 프로그램 1주차

1주차		1set	2set	3set	4set	5set	6set	7set	8set	
1일차	준비운동	16	16	18	18	13	13	15	35개 이상	마무리 운동
2일차					휴식일 또는 하체 운동					
3일차	준비운동	17	17	19	19	14	14	16	35개 이상	마무리 운동
4일차					휴식일 또는 하체 운동					
5일차	준비운동	18	18	20	20	15	15	17	40개 이상	마무리 운동
6일차					휴식일 또는 하체 운동					
7일차					휴식일 또는 하체 운동					

• 각 세트 사이의 휴식시간은 50초로 한다.

● 팔굽혀펴기 고급자 2단계 프로그램 2주차

2주차		1set	2set	3set	4set	5set	6set	7set	8set	
1일차	준비운동	19	19	21	21	16	16	18	40개 이상	마무리 운동
2일차					휴식일 또는 하체 운동					
3일차	준비운동	20	20	22	22	17	17	19	45개 이상	마무리 운동
4일차					휴식일 또는 하체 운동					
5일차	준비운동	21	21	23	23	18	18	20	45개 이상	마무리 운동
6일차					휴식일 또는 하체 운동					
7일차					레벨업 테스트					

• 각 세트 사이의 휴식시간은 50초로 한다.

2주에 걸친 고급자 2단계 프로그램 진행을 마쳤으면 2주째 7일차에 다시 정식으로 팔굽혀펴기 테스트를 해서 고급자 3단계 프로그램으로 레벨업한다. 쉬지 않고 팔굽혀펴기를 한 개수가 81개 이상이면 고급자 3단계 프로그램을 진행한다. 만약 80개 이하라면 다시 고급자 2단계를 2주에 걸쳐 진행한다.

SECTION 10
팔굽혀펴기 고급자 3단계
(81개 이상)

정확한 자세로 팔굽혀펴기를 한 개수가 81개 이상이면 고급자 3단계 프로그램으로 팔굽혀펴기 프로그램을 진행한다. 팔굽혀펴기 고급자 3단계 프로그램 또한 하루 운동, 하루 휴식의 격일로 진행하며 팔굽혀펴기를 한 후에는 50초의 휴식시간을 가지고 다시 팔굽혀펴기를 진행하는 방식으로 1세트를 소화한다. 또한, 팔굽혀펴기를 시작하기 전과 후에는 반드시 스트레칭을 통해 준비운동과 마무리 운동을 해준다.

〈PART 2〉 팔굽혀펴기의 다양한 자세를 참고하여 팔굽혀펴기 자세를 바꾸어가며 팔굽혀펴기 프로그램을 실행해 원하는 근육을 키운다. 또한 보다 강력한 운동효과를 주기 위해 '다리 올리고 팔굽혀펴기', '한 손으로 팔굽혀펴기', '한 발로 팔굽혀펴기' 등 난이도 있는 팔굽혀펴기로 진행하면 운동효과를 높일 수 있다.

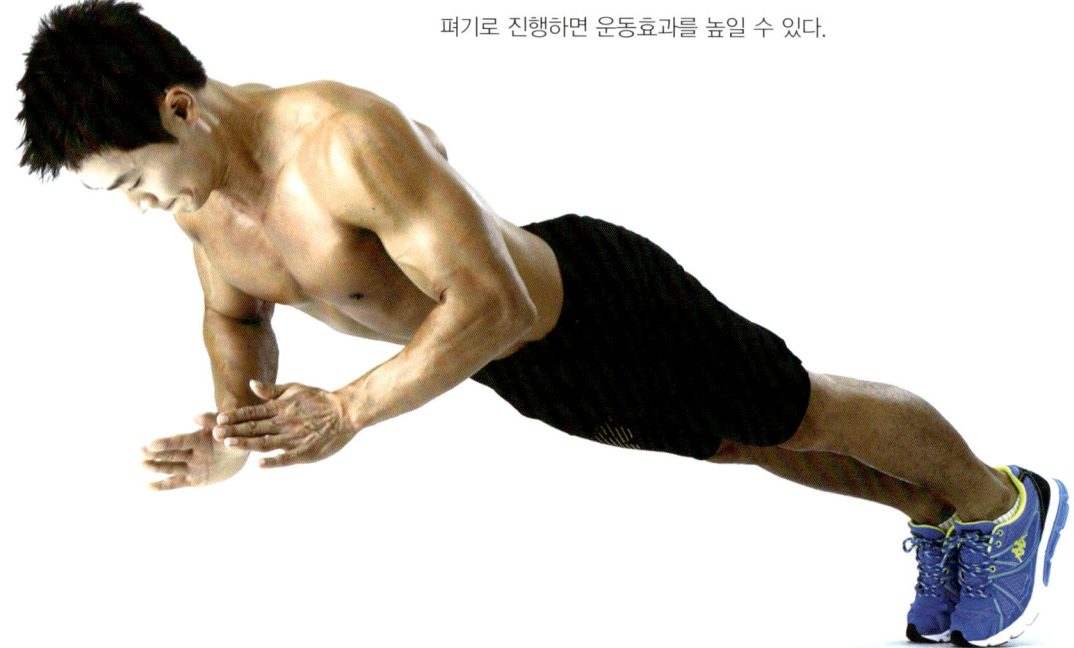

● 팔굽혀펴기 고급자 3단계 프로그램 1주차

1주차		1set	2set	3set	4set	5set	6set	7set	8set	
1일차	준비운동	21	21	24	24	18	18	20	50개 이상	마무리 운동
2일차					휴식일 또는 하체 운동					
3일차	준비운동	22	22	25	25	19	19	20	50개 이상	마무리 운동
4일차					휴식일 또는 하체 운동					
5일차	준비운동	23	23	26	26	20	20	22	50개 이상	마무리 운동
6일차					휴식일 또는 하체 운동					
7일차					휴식일 또는 하체 운동					

• 각 세트 사이의 휴식시간은 50초로 한다.

● 팔굽혀펴기 고급자 3단계 프로그램 2주차

2주차		1set	2set	3set	4set	5set	6set	7set	8set	
1일차	준비운동	24	24	27	27	22	22	23	55개 이상	마무리 운동
2일차					휴식일 또는 하체 운동					
3일차	준비운동	25	25	28	28	23	23	24	55개 이상	마무리 운동
4일차					휴식일 또는 하체 운동					
5일차	준비운동	26	26	30	30	24	24	25	60개 이상	마무리 운동
6일차					휴식일 또는 하체 운동					
7일차					레벨업 테스트					

• 각 세트 사이의 휴식시간은 50초로 한다.

그동안 총 2주씩 9단계에 걸쳐 총 18주에 걸친 팔굽혀펴기 프로그램 진행을 마쳤다. 자신의 몸과 근육에 놀라운 변화를 체험했을 것이다. 팔굽혀펴기 프로그램을 마쳤다고 운동을 그만두기 보다는 자신에게 부족한 근육과 근력을 키우는 데 적합한 운동을 찾아 진행한다. 또한 팔굽혀펴기를 꾸준히 실천해 건강과 근육을 유지하도록 하자.

팔굽혀펴기 프로그램 실천 노트

〈PART 3〉 팔굽혀펴기 프로그램에 따라 팔굽혀펴기를 진행하면서 자신이 직접 실천한 팔굽혀펴기 개수를 정확히 체크해 노트에 적는다.

APPENDIX
부록

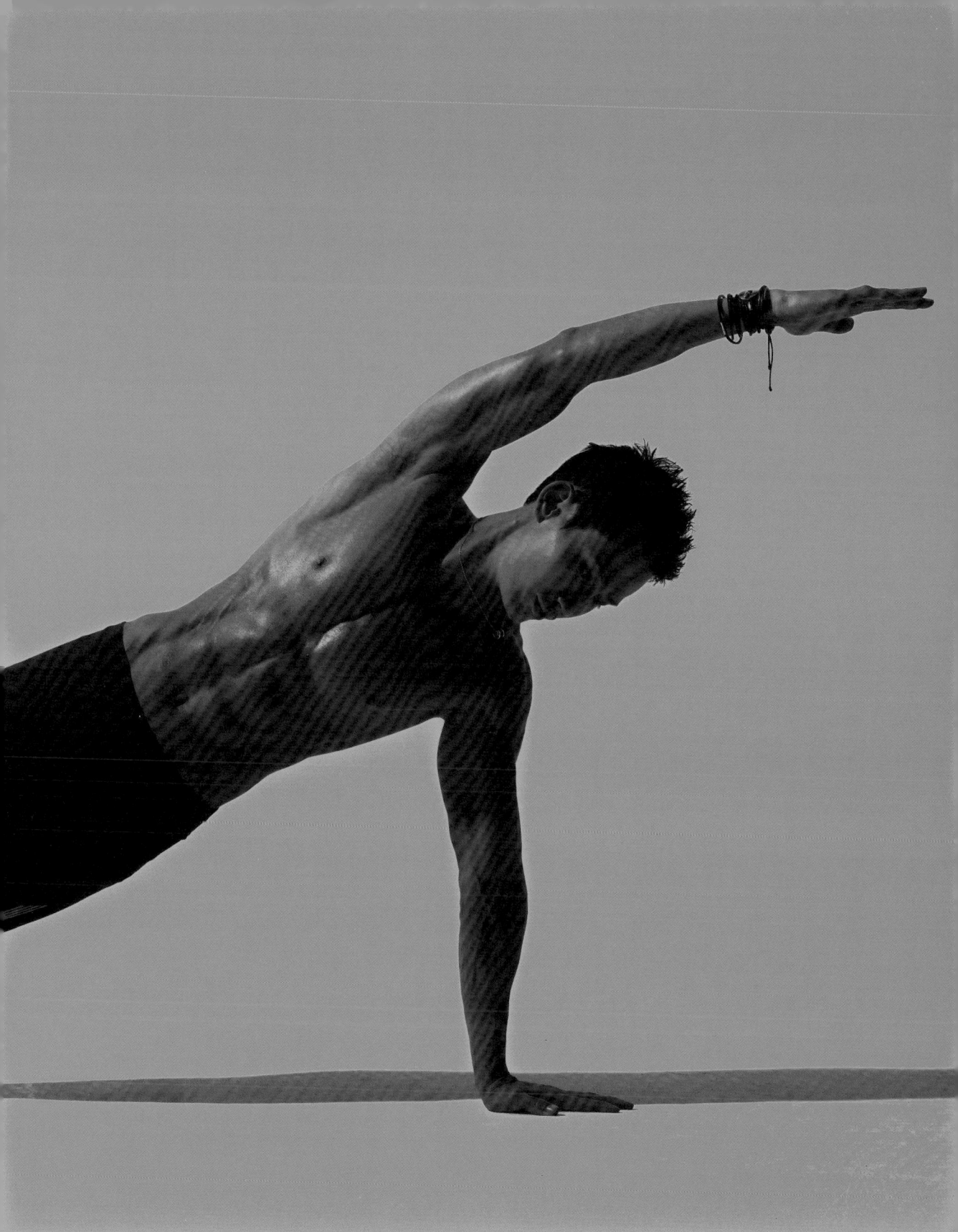

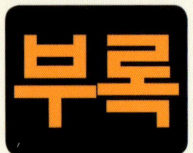

부록 APPENDIX

팔굽혀펴기 초보자 1단계
(10개 이하)

한 번에 할 수 있는 정확한 자세의 팔굽혀펴기 개수가 10개 이하라면 초보자 1단계 프로그램을 진행하고 다음 실천노트에 자신이 실제 진행한 팔굽혀펴기 개수를 체크한다.

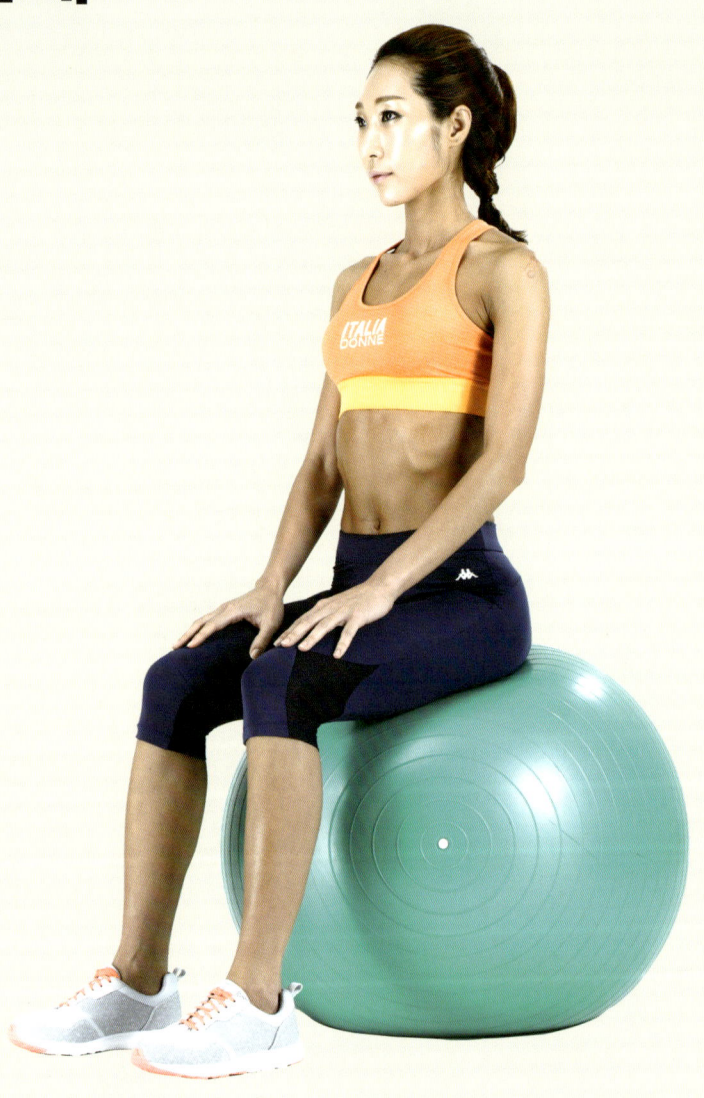

● 팔굽혀펴기 초보자 1단계 프로그램 1주차

1주차		1set	2set	3set	4set	5set	
1일차	준비운동						마무리 운동
2일차	휴식일 또는 하체 운동						
3일차	준비운동						마무리 운동
4일차	휴식일 또는 하체 운동						
5일차	준비운동						마무리 운동
6일차	휴식일 또는 하체 운동						
7일차	휴식일 또는 하체 운동						

- 각 세트 사이의 휴식시간은 1일차 60초, 2일차 90초, 3일차 120초로 한다.

● 팔굽혀펴기 초보자 1단계 프로그램 2주차

2주차		1set	2set	3set	4set	5set	
1일차	준비운동						마무리 운동
2일차	휴식일 또는 하체 운동						
3일차	준비운동						마무리 운동
4일차	휴식일 또는 하체 운동						
5일차	준비운동						마무리 운동
6일차	휴식일 또는 하체 운동						
7일차	레벨업 테스트						

- 각 세트 사이의 휴식시간은 1일차 60초, 2일차 90초, 3일차 120초로 한다.

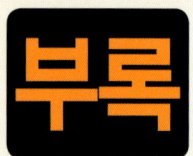

APPENDIX
부록

팔굽혀펴기 초보자 2단계
(11개~20개)

한 번에 할 수 있는 정확한 자세의 팔굽혀펴기 개수가 11~20개 이하라면 초보자 2단계 프로그램을 진행하고 다음 실천노트에 자신이 실제 진행한 팔굽혀펴기 개수를 체크한다.

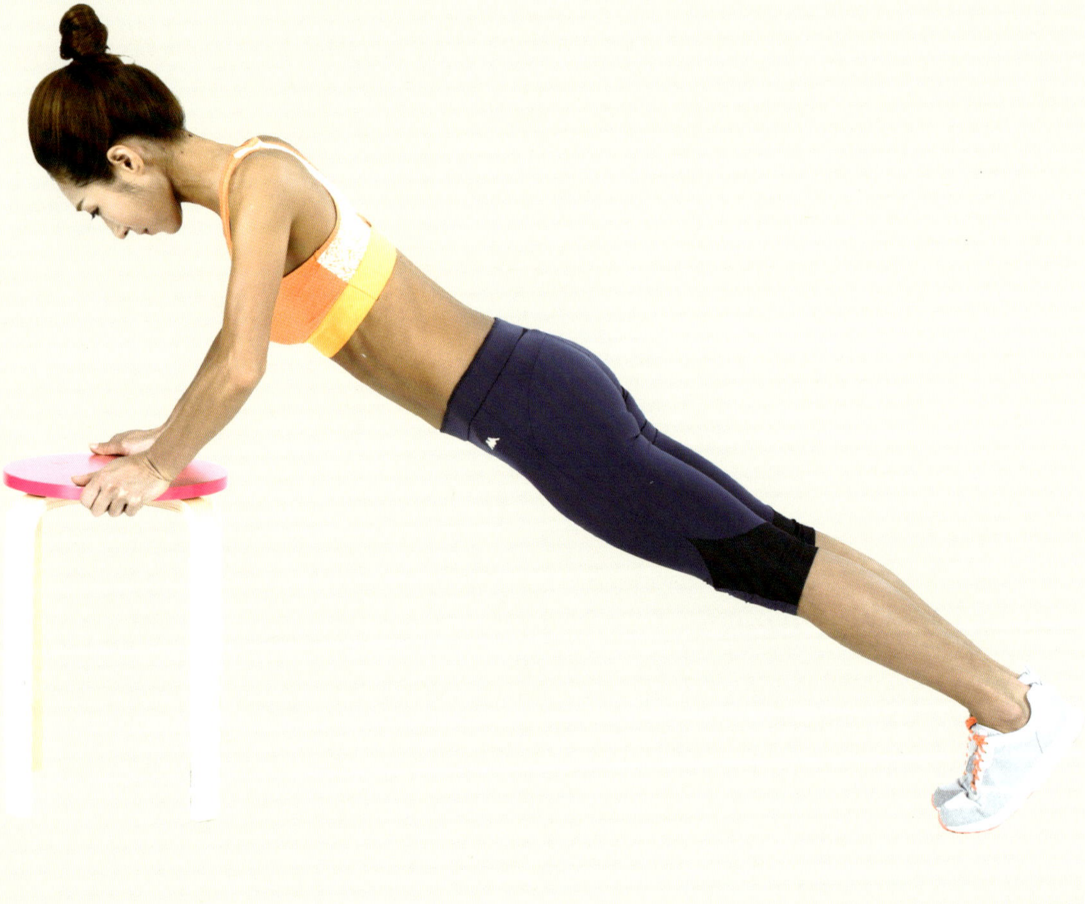

● 팔굽혀펴기 초보자 2단계 프로그램 1주차

1주차		1set	2set	3set	4set	5set	
1일차	준비운동						마무리 운동
2일차	휴식일 또는 하체 운동							
3일차	준비운동						마무리 운동
4일차	휴식일 또는 하체 운동							
5일차	준비운동						마무리 운동
6일차	휴식일 또는 하체 운동							
7일차	휴식일 또는 하체 운동							

- 각 세트 사이의 휴식시간은 1일차 60초, 2일차 90초, 3일차 120초로 한다.

● 팔굽혀펴기 초보자 2단계 프로그램 2주차

2주차		1set	2set	3set	4set	5set	
1일차	준비운동						마무리 운동
2일차	휴식일 또는 하체 운동							
3일차	준비운동						마무리 운동
4일차	휴식일 또는 하체 운동							
5일차	준비운동						마무리 운동
6일차	휴식일 또는 하체 운동							
7일차	레벨업 테스트							

- 각 세트 사이의 휴식시간은 1일차 60초, 2일차 90초, 3일차 120초로 한다.

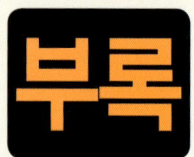
APPENDIX

팔굽혀펴기
초보자 3단계
(21개~30개)

한 번에 할 수 있는 정확한 자세의 팔굽혀펴기 개수가 21~30개 이하라면 초보자 3단계 프로그램을 진행하고 다음 실천노트에 자신이 실제 진행한 팔굽혀펴기 개수를 체크한다.

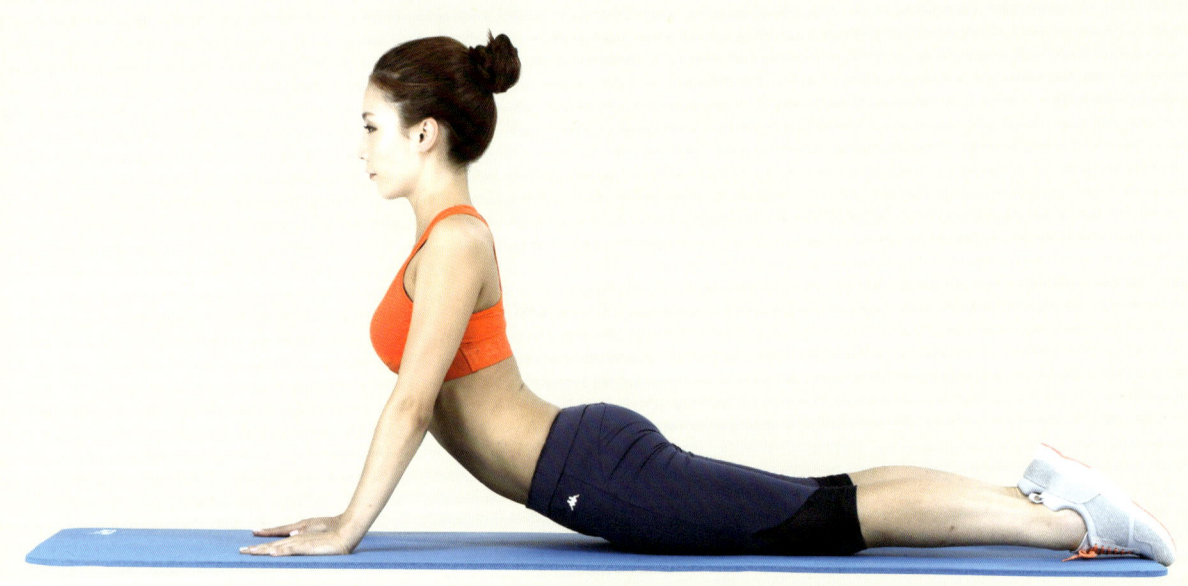

● 팔굽혀펴기 초보자 3단계 프로그램 1주차

1주차		1set	2set	3set	4set	5set	
1일차	준비운동						마무리 운동
2일차	휴식일 또는 하체 운동							
3일차	준비운동						마무리 운동
4일차	휴식일 또는 하체 운동							
5일차	준비운동						마무리 운동
6일차	휴식일 또는 하체 운동							
7일차	휴식일 또는 하체 운동							

• 각 세트 사이의 휴식시간은 1일차 60초, 2일차 90초, 3일차 120초로 한다.

● 팔굽혀펴기 초보자 3단계 프로그램 2주차

2주차		1set	2set	3set	4set	5set	
1일차	준비운동						마무리 운동
2일차	휴식일 또는 하체 운동							
3일차	준비운동						마무리 운동
4일차	휴식일 또는 하체 운동							
5일차	준비운동						마무리 운동
6일차	휴식일 또는 하체 운동							
7일차	레벨업 테스트							

• 각 세트 사이의 휴식시간은 1일차 60초, 2일차 90초, 3일차 120초로 한다.

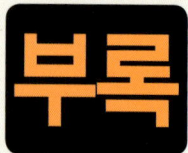
APPENDIX

팔굽혀펴기
중급자 1단계
(31개~40개)

한 번에 할 수 있는 정확한 자세의 팔굽혀펴기 개수가 31~40개 이하라면 중급자 1단계 프로그램을 진행하고 다음 실천노트에 자신이 실제 진행한 팔굽혀펴기 개수를 체크한다.

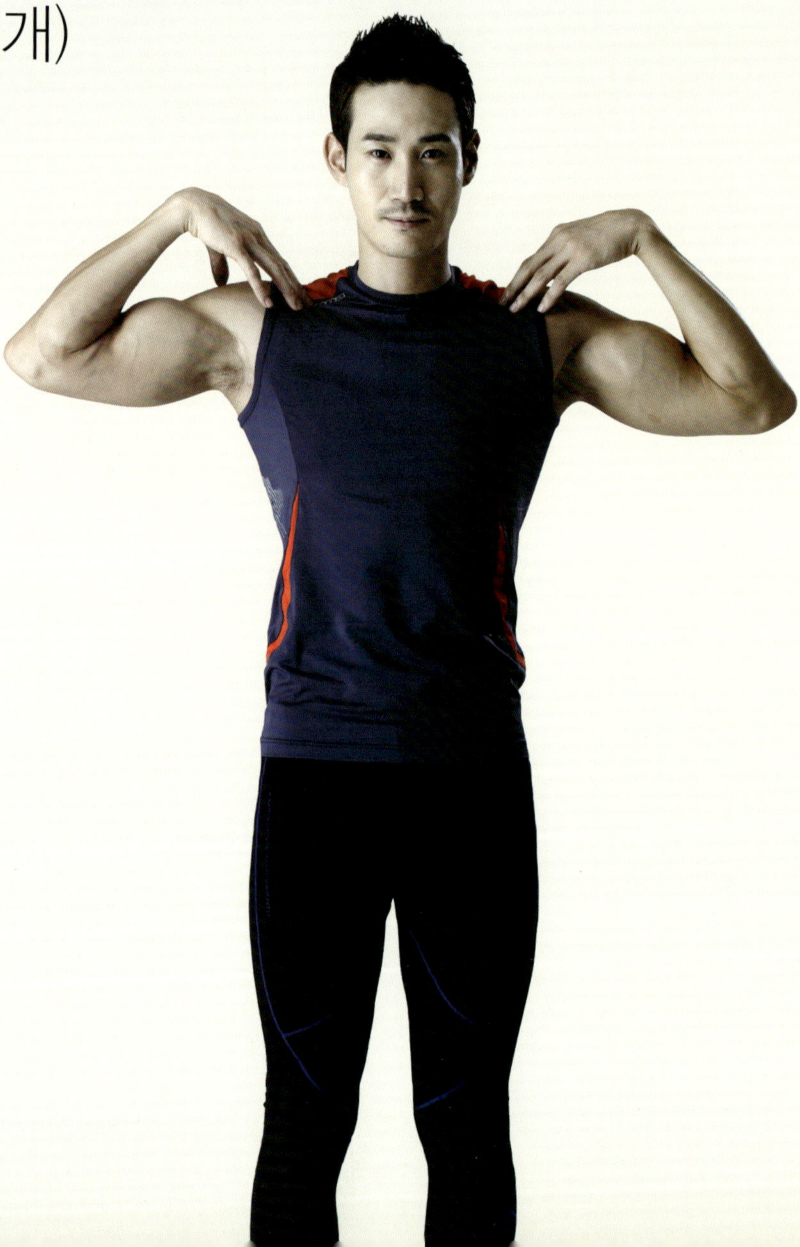

● 팔굽혀펴기 중급자 1단계 프로그램 1주차

1주차		1set	2set	3set	4set	5set	
1일차	준비운동						마무리 운동
2일차	휴식일 또는 하체 운동							
3일차	준비운동						마무리 운동
4일차	휴식일 또는 하체 운동							
5일차	준비운동						마무리 운동
6일차	휴식일 또는 하체 운동							
7일차	휴식일 또는 하체 운동							

- 각 세트 사이의 휴식시간은 1일차 60초, 2일차 90초, 3일차 120초로 한다.

● 팔굽혀펴기 중급자 1단계 프로그램 2주차

2주차		1set	2set	3set	4set	5set	
1일차	준비운동						마무리 운동
2일차	휴식일 또는 하체 운동							
3일차	준비운동						마무리 운동
4일차	휴식일 또는 하체 운동							
5일차	준비운동						마무리 운동
6일차	휴식일 또는 하체 운동							
7일차	레벨업 테스트							

- 각 세트 사이의 휴식시간은 1일차 60초, 2일차 90초, 3일차 120초로 한다.

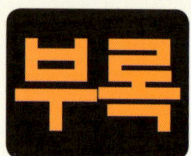

APPENDIX

팔굽혀펴기 중급자 2단계
(41개~50개)

한 번에 할 수 있는 정확한 자세의 팔굽혀펴기 개수가 41~50개 이하라면 중급자 2단계 프로그램을 진행하고 다음 실천노트에 자신이 실제 진행한 팔굽혀펴기 개수를 체크한다.

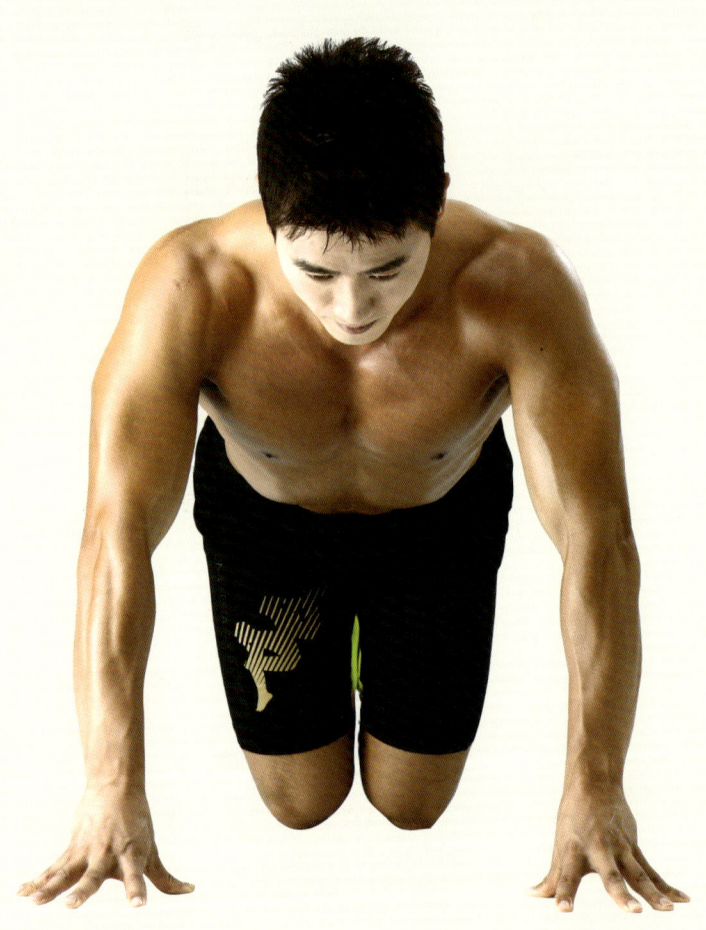

● 팔굽혀펴기 중급자 2단계 프로그램 1주차

1주차		1set	2set	3set	4set	5set	
1일차	준비운동						마무리 운동
2일차	휴식일 또는 하체 운동							
3일차	준비운동						마무리 운동
4일차	휴식일 또는 하체 운동							
5일차	준비운동						마무리 운동
6일차	휴식일 또는 하체 운동							
7일차	휴식일 또는 하체 운동							

- 각 세트 사이의 휴식시간은 1일차 60초, 2일차 90초, 3일차 120초로 한다.

● 팔굽혀펴기 중급자 2단계 프로그램 2주차

2주차		1set	2set	3set	4set	5set	
1일차	준비운동						마무리 운동
2일차	휴식일 또는 하체 운동							
3일차	준비운동						마무리 운동
4일차	휴식일 또는 하체 운동							
5일차	준비운동						마무리 운동
6일차	휴식일 또는 하체 운동							
7일차	레벨업 테스트							

- 각 세트 사이의 휴식시간은 1일차 60초, 2일차 90초, 3일차 120초로 한다.

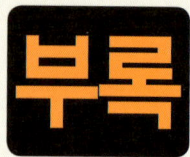

팔굽혀펴기 중급자 3단계
(51개~60개)

한 번에 할 수 있는 정확한 자세의 팔굽혀펴기 개수가 51~60개 이하라면 중급자 3단계 프로그램을 진행하고 다음 실천노트에 자신이 실제 진행한 팔굽혀펴기 개수를 체크한다.

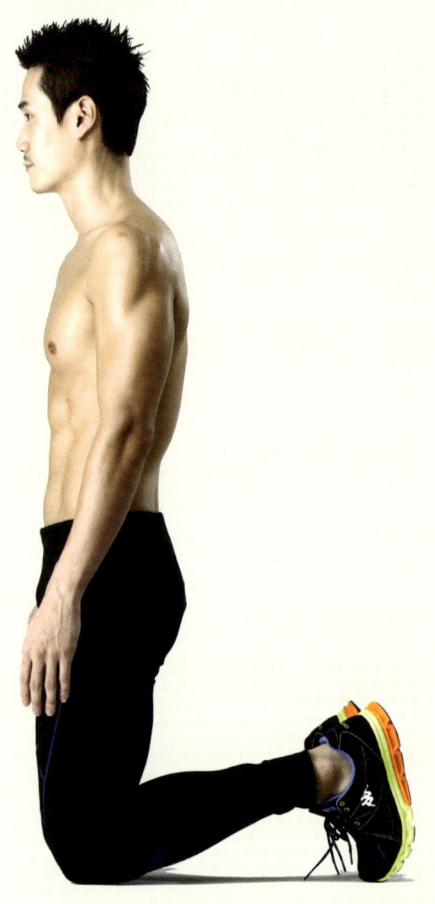

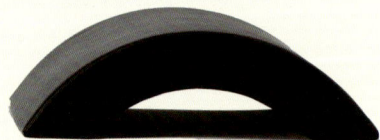

● 팔굽혀펴기 중급자 3단계 프로그램 1주차

1주차		1set	2set	3set	4set	5set	
1일차	준비운동						마무리 운동
2일차	휴식일 또는 하체 운동							
3일차	준비운동						마무리 운동
4일차	휴식일 또는 하체 운동							
5일차	준비운동						마무리 운동
6일차	휴식일 또는 하체 운동							
7일차	휴식일 또는 하체 운동							

- 각 세트 사이의 휴식시간은 1일차 60초, 2일차 90초, 3일차 120초로 한다.

● 팔굽혀펴기 중급자 3단계 프로그램 2주차

2주차		1set	2set	3set	4set	5set	
1일차	준비운동						마무리 운동
2일차	휴식일 또는 하체 운동							
3일차	준비운동						마무리 운동
4일차	휴식일 또는 하체 운동							
5일차	준비운동						마무리 운동
6일차	휴식일 또는 하체 운동							
7일차	레벨업 테스트							

- 각 세트 사이의 휴식시간은 1일차 60초, 2일차 90초, 3일차 120초로 한다.

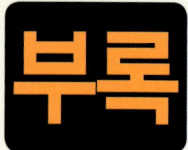
APPENDIX

팔굽혀펴기 고급자 1단계
(61개~70개)

한 번에 할 수 있는 정확한 자세의 팔굽혀펴기 개수가 61~70개 이하라면 고급자 1단계 프로그램을 진행하고 다음 실천노트에 자신이 실제 진행한 팔굽혀펴기 개수를 체크한다.

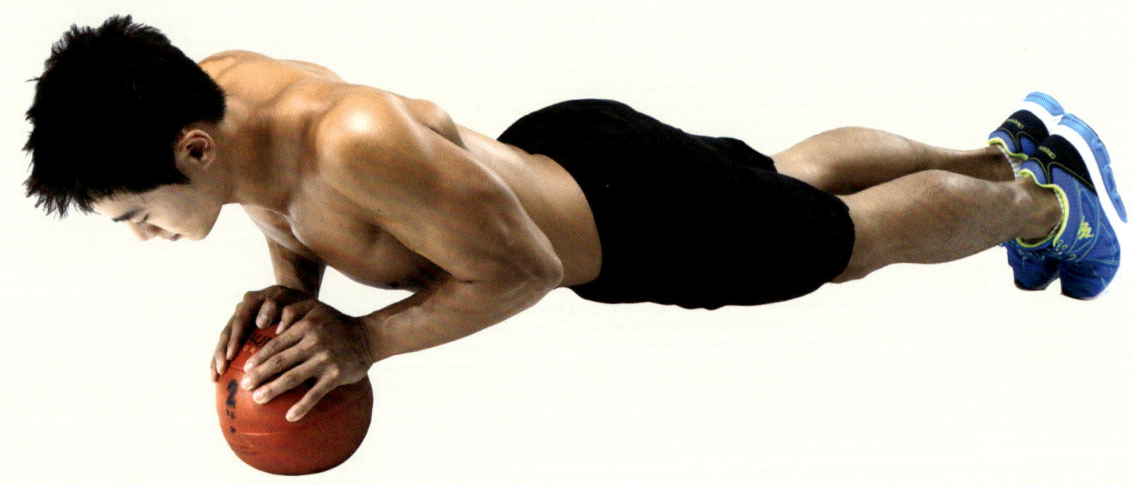

● 팔굽혀펴기 고급자 1단계 프로그램 1주차

1주차		1set	2set	3set	4set	5set	6set	7set	8set	
1일차	준비운동									마무리 운동
2일차					휴식일 또는 하체 운동					
3일차	준비운동									마무리 운동
4일차					휴식일 또는 하체 운동					
5일차	준비운동									마무리 운동
6일차					휴식일 또는 하체 운동					
7일차					휴식일 또는 하체 운동					

- 각 세트 사이의 휴식시간은 50초로 한다.

● 팔굽혀펴기 고급자 1단계 프로그램 2주차

2주차		1set	2set	3set	4set	5set	6set	7set	8set	
1일차	준비운동									마무리 운동
2일차					휴식일 또는 하체 운동					
3일차	준비운동									마무리 운동
4일차					휴식일 또는 하체 운동					
5일차	준비운동									마무리 운동
6일차					휴식일 또는 하체 운동					
7일차					레벨업 테스트					

- 각 세트 사이의 휴식시간은 50초로 한다.

APPENDIX
부록
팔굽혀펴기
고급자 2단계
(71개~80개)

한 번에 할 수 있는 정확한 자세의 팔굽혀펴기 개수가 71~80개 이하라면 고급자 2단계 프로그램을 진행하고 다음 실천노트에 자신이 실제 진행한 팔굽혀펴기 개수를 체크한다.

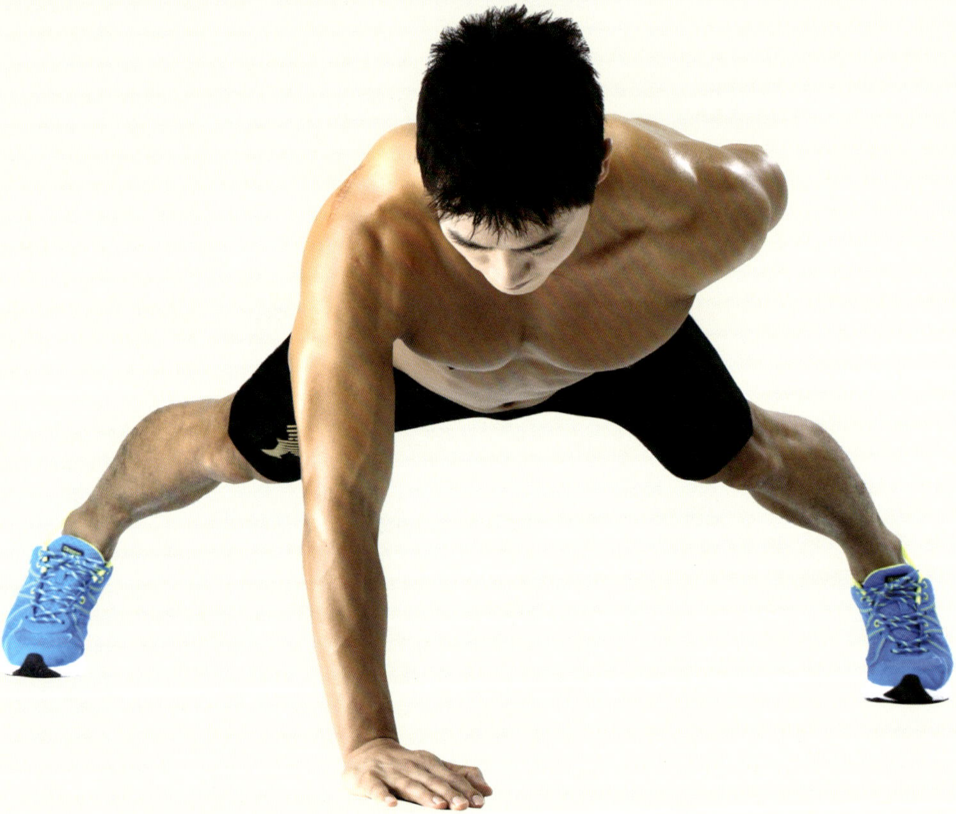

● 팔굽혀펴기 고급자 2단계 프로그램 1주차

1주차		1set	2set	3set	4set	5set	6set	7set	8set	
1일차	준비운동									마무리 운동
2일차	휴식일 또는 하체 운동									
3일차	준비운동									마무리 운동
4일차	휴식일 또는 하체 운동									
5일차	준비운동									마무리 운동
6일차	휴식일 또는 하체 운동									
7일차	휴식일 또는 하체 운동									

• 각 세트 사이의 휴식시간은 50초로 한다.

● 팔굽혀펴기 고급자 2단계 프로그램 2주차

2주차		1set	2set	3set	4set	5set	6set	7set	8set	
1일차	준비운동									마무리 운동
2일차	휴식일 또는 하체 운동									
3일차	준비운동									마무리 운동
4일차	휴식일 또는 하체 운동									
5일차	준비운동									마무리 운동
6일차	휴식일 또는 하체 운동									
7일차	레벨업 테스트									

• 각 세트 사이의 휴식시간은 50초로 한다.

APPENDIX

부록

팔굽혀펴기 고급자 3단계
(81개 이상)

한 번에 할 수 있는 정확한 자세의 팔굽혀펴기 개수가 81개 이상이라면 고급자 3단계 프로그램을 진행하고 다음 실천노트에 자신이 실제 진행한 팔굽혀펴기 개수를 체크한다.

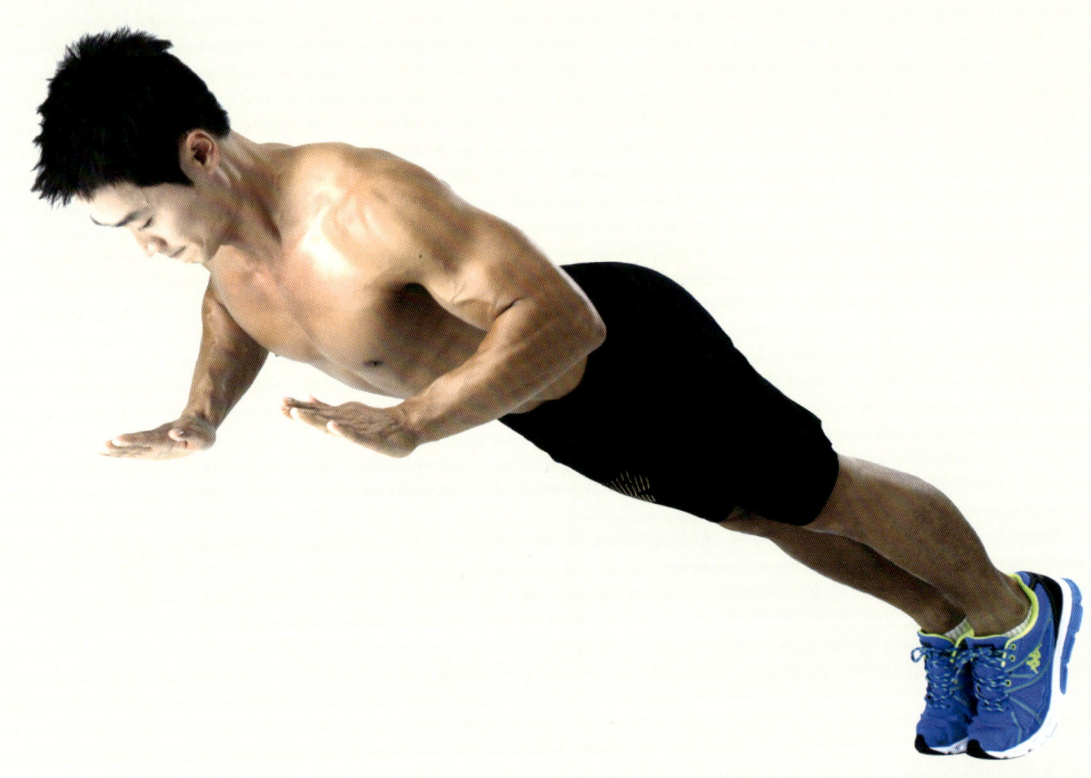

● 팔굽혀펴기 고급자 3단계 프로그램 1주차

1주차		1set	2set	3set	4set	5set	6set	7set	8set	
1일차	준비운동									마무리 운동
2일차					휴식일 또는 하체 운동					
3일차	준비운동									마무리 운동
4일차					휴식일 또는 하체 운동					
5일차	준비운동									마무리 운동
6일차					휴식일 또는 하체 운동					
7일차					휴식일 또는 하체 운동					

• 각 세트 사이의 휴식시간은 50초로 한다.

● 팔굽혀펴기 고급자 3단계 프로그램 2주차

2주차		1set	2set	3set	4set	5set	6set	7set	8set	
1일차	준비운동									마무리 운동
2일차					휴식일 또는 하체 운동					
3일차	준비운동									마무리 운동
4일차					휴식일 또는 하체 운동					
5일차	준비운동									마무리 운동
6일차					휴식일 또는 하체 운동					
7일차					레벨업 테스트					

• 각 세트 사이의 휴식시간은 50초로 한다.

훈남 오빠 몸짱 삼촌
팔굽혀펴기 식스팩

펴낸날	초판 1쇄 인쇄 2013년 9월 23일
	초판 1쇄 발행 2013년 10월 1일
지은이	엠파이어휘트니스
펴낸이	최병윤
펴낸곳	리얼북스
주소	서울 마포구 서교동 440-3 미주빌딩 2층
전화	070-4800-1375
팩스	02-334-7049
출판등록	2013년 7월 24일 제315-2013-000042호

ⓒ 엠파이어휘트니스
ISBN 979-11-950875-0-1 13690

- 값은 뒤표지에 있습니다.
- 잘못 만들어진 책은 구입하신 서점에서 바꾸어 드립니다.